1. Auflage | Juni 2021

Verlag und Layout: HBDL Verlag

Covergestaltung: Ingo Diekhaus

ISBN (Softcover): 978-3-9822655-4-4

Inhalt

Einleitung

Ein Kind zu bekommen bedeutet, absolutes Neuland zu betreten. Ihre Familie wird nicht nur um eine Person größer. Vielmehr ändern sich Ihre Rolle im Leben, Ihr Selbstbild und Ihre Aufgaben. Als Mutter oder Vater übernehmen Sie Verantwortung für ein Lebewesen. Diese Verantwortung sorgt bei vielen Menschen für Unsicherheit. Sie stellen sich die Fragen: Werde ich alles richtig machen? Werde ich eine gute Mutter oder ein guter Vater sein? Und: Wie erziehe ich mein Kind richtig? Die moderne Welt liefert zahlreiche neue Ansätze. So interessant und innovativ einige Methoden sind, die unser moderner Lebenswandel hervorgebracht hat, entsprechen viele jedoch nicht den natürlichen Bedürfnissen eines Kindes. Denn diese Bedürfnisse sind in der Menschheitsgeschichte grundlegend, ganz gleich, wie sich eine Kultur entwickelt.

In der frühen Menschheitsgeschichte mussten Menschen intuitiv handeln. Dazu war immer schon eine starke Bindung zwischen Mutter und Kind notwendig. Nur so konnten die frühen Mütter die Bedürfnisse des Kindes erkennen und diese erfüllen. Das war lebensnotwendig in einer Zeit, die nichts Theoretisches über Kinderpflege und -erziehung wusste. Das Kind und seine Bedürfnisse wurden in den Alltag integriert. Dieses natürliche Verhalten von Eltern lässt sich auch heute noch bei Naturvölkern beobachten. Das Kind wird selbstverständlich am Körper der Mutter getragen, es steht mit seinen natürlichen menschlichen Bedürfnissen im Fokus, kann gleichzeitig in die einfache Lebensweise der Naturvölker integriert werden.

In der zivilisierten Welt, in der sich unsere Gesellschaften entwickelten, entstand zunehmend die Fragestellung, wie die Bedürfnisse eines Kindes überhaupt mit dem sich verändernden Alltag der Erwachsenen in Einklang gebracht werden kann. Gerade in der heutigen Zeit gestaltet sich dies schwierig. Eltern befinden sich einerseits in einem ständigen Balanceakt zwischen Beruf und Familie. Zum anderen hat sich in den letzten Jahrzehnten eine moderne Lebensanschauung entwickelt, in der Individualismus und Lifestyle der Erwachsenen in den Fokus gerückt werden. Wie können die Bedürfnisse eines Babys noch befriedigt werden, wenn die beruflichen Anforderungen, ständige Erreichbarkeit, der persönliche Anspruch auf eine individuelle und auf sich bezogene Freizeitgestaltung und die viel genannte Work-Life-Balance die moderne Welt prägen? Allein dieser Gedanke verursacht Stress bei Eltern, denn natürlich wollen sie trotz dieser modernen Ansichten das Beste für ihr Kind.

Ein Blick auf die Naturvölker macht uns vor, wie stressfrei das Großziehen eines Kindes stattdessen sein könnte. Hier leben die Eltern im Augenblick, sind für das Kind da, tragen es bei sich und bilden eine natürliche Einheit. Ein Blick in die entspannten Gesichter dieser Mütter zeigt, dass der natürliche Weg, ein Baby zu tragen, zu nähren und zu halten, immer noch unser biologisches Erbe ist.

Wir sind längst kein Naturvolk mehr.

Heute genießen wir jedoch den Vorteil, aus einer Vielzahl an pädagogischen Leitkonzepten wählen zu können. Immer mehr Eltern entscheiden sich dafür, ihr Kind bedürfnisorientiert zu erziehen. Man könnte es fast einen Trend nennen, wäre die bedürfnisorientierte Erziehung oder das Attachment Parenting nicht eine Erziehungshaltung, die so alt ist wie die Menschheit selbst und in den Naturvölkern nach wie vor Bestand hat.

Bereits in den Nachkriegsjahren regte dieser Ansatz Menschen in der westlichen Welt zum Umdenken an. Wir kehren damit zurück zu den Anfängen unserer Spezies, in denen allein die Bindung, das Signalisieren der Bedürfnisse, ihre Deutung und die Reaktion darauf die Erziehung vorgibt.

Damit wenden wir uns einer Methode zu, die nicht nur ursprünglich ist, sondern bis heute in verschiedenen Naturvölkern Bestand hat.

In diesem Buch werden Sie dazu eingeladen, sich mit dem Begriff der bedürfnisgerechten oder bedürfnisorientierten Erziehung, auch Attachment Parenting genannt, vertraut zu machen. Was bedeutet es, die Bedürfnisse seines Kindes zu beachten? Besteht die Gefahr, das Kind zu verwöhnen? Welche Vorteile bietet diese Erziehungsform?

Bedürfnisorientierte Erziehung bedeutet, die Signale des Babys zu verstehen und angemessen darauf zu reagieren. Dieses Buch gibt Ihnen wertvolle Tipps, wie Attachment Parenting aussehen kann und hilft Ihnen, Ihren persönlichen Weg zu finden. Denn es gibt keine unbeugsamen Regeln, die es zu befolgen gilt. Bedürfnisorientierte Erziehung bedeutet auch, der eigenen Intuition zu vertrauen. Das stellt die Basis einer innigen Beziehung zwischen Eltern und Kindern dar. Ich möchte Ihnen zeigen, wie wertvoll diese für die Entwicklung Ihres Kindes ist und wie positiv dies Ihr Familienleben beeinflussen wird.

Dennoch werden Sie aus Ihrem persönlichen Umfeld gewollte oder auch mal ungewollte Ratschläge hören, wie Sie Ihr Kind „am besten“ erziehen sollen. Viele dieser Ratschläge werden sich gegenseitig widersprechen und Sie werden sich die Frage stellen, welche Erziehungsmethode die richtige ist. Die Antwort lautet, dass keine Erziehungsmethode die „einzig richtige“ ist.

Jedes Kind ist anders und deshalb bedarf auch jedes Kind eine individuelle Erziehungsmethode. Zum Glück gibt es jemanden, der Ihnen signalisieren kann, was Ihr Kind wirklich braucht – und dieser Jemand ist Ihr Baby selbst.

Dieses Buch wird Ihnen helfen, die Signale Ihres Babys zu verstehen und die Bedürfnisse erfüllen zu können. Es wird Ihnen helfen zu unterscheiden, ob ein Erziehungstipp aus Ihrem Umfeld dem Wohle Ihres Kindes dient oder doch eher der Bequemlichkeit der Eltern.

Um dies zu vereinfachen, sind vor jedem Kapitel

zweifelhafte Erziehungsratschläge

eingeblendet. In diesen grau hinterlegten Kästchen werden stereotype Erziehungstipps und Behauptungen aus dem Volksmund dargestellt, die eben nicht den kindlichen Bedürfnissen folgen. Im darauffolgenden Text des Kästchens erfolgt jeweils die Entkräftung sowie die bedürfnisorientierte Sicht auf die Fragestellung, um Sie als Einleitung auf das folgende Kapitel einzustimmen.

Denn letzten Endes haben wir alle ein Ziel: unsere Kinder zu selbstbewussten, sicheren und glücklichen Menschen heranwachsen zu lassen.

Warum sollten Sie Ihr Kind bedürfnisorientiert erziehen?

Gerade wenn Sie zum ersten Mal Eltern werden, werden Sie von Außenstehenden zahlreiche Erziehungstipps hören. Einer davon wird sein, dass es wichtig ist, das Kind „auch mal schreien zu lassen“ und es „nicht zu verwöhnen“. Und gerade darin spalten sich die Gemüter. Vielleicht ist das grundlegende Problem dieser Diskussion, dass in Erziehungsfragen häufig der Fokus darauf gelegt wird, für die Eltern dieser Zeit das Leben mit dem Kind so angenehm und einfach wie möglich zu gestalten. Eltern stellen sich die Frage, wie sie beispielsweise bestmöglich Beruf und Kind miteinander vereinbaren können, wie sie Schwierigkeiten meistern, mit denen sie nicht umgehen können etc. Ohne es zu wollen, stellen viele Erziehungsansätze also eher die Bedürfnisse der Eltern in den Vordergrund. Natürlicher wäre es jedoch, die Bedürfnisse des Kindes in den Mittelpunkt zu stellen, so wie es die Natur eigentlich vorgesehen hat.

Das muss nicht bis zur Selbstaufgabe führen. Bedürfnisorientierte Erziehung schließt eine gesunde Work-Life-Balance der Eltern nicht aus. Im Gegenteil, gerade wenn Eltern die Bedürfnisse ihres Kindes im Blick behalten, kann sich das Familienleben natürlicher und einfacher gestalten. Das hat nichts mit Verwöhnen zu tun.

Es ist ein Balanceakt: An welchen Stellen ist es wichtig, dem Kind Grenzen zu setzen? Muss ein Kind nicht auch lernen, dass es nicht immer nach seinem Kopf geht? Wenn Sie immer auf die Bedürfnisse Ihres Kindes reagieren, bei jedem Weinen zur Stelle sind, tun Sie sich und Ihrem Kind damit wirklich etwas Gutes?

Vorweg muss gesagt werden, dass bedürfnisorientierte Erziehung nicht bedeutet, das Kind zu verwöhnen oder zu „verziehen“. Um das zu verstehen, ist es wichtig, zunächst den Begriff der bedürfnisorientierten Erziehung zu erläutern.

Bindungsorientierte, bedürfnisorientierte oder beziehungsorientierte Erziehung?

Sie werden auf die unterschiedlichen Bezeichnungen „bindungsorientiert“, „bedürfnisorientiert“ oder auch „beziehungsorientiert“ stoßen. Im Prinzip meinen diese Begriffe das Gleiche: die Bedürfnisse des Kindes erkennen und darauf zu reagieren. „Bindungsorientiert“ wird diese Form der Erziehungshaltung auch genannt, weil durch das Eingehen auf die Bedürfnisse Ihres Babys die Eltern-Kind-Bindung gestärkt wird. Die Beziehung zueinander steht also im Mittelpunkt der Erziehung.

Es gibt keine klare Abgrenzung zwischen diesen einzelnen Begriffen, weil es keine ultimativen Regeln dazu gibt, wie Sie Ihr Kind bedürfnisgerecht erziehen. Jedes Kind ist anders und nicht jedes Kind hat die gleichen Bedürfnisse. Und auch Sie als Eltern haben Bedürfnisse, die respektiert werden sollten. Es gilt daher immer, Ihren eigenen Weg zu finden, bei dem die Bedürfnisse aller Familienmitglieder berücksichtigt werden und der für Sie Harmonie bedeutet.

Die Lektüre dieses Buches wird Ihnen dabei helfen, die Philosophie einer bedürfnisorientierten Erziehung zu verstehen. Der Vorteil besteht für Sie darin, dass Sie keine klaren Anweisungen benötigen, wie Sie sich in bestimmten Situationen verhalten sollten. Gerade hierin liegt bei vielen Erziehungsmodellen das Problem: In zahlreichen Ratgebern werden eindeutige Tipps und Hinweise gegeben, wie Sie sich in Ihrer Rolle als Eltern in konkreten Situationen zu verhalten haben, was Sie am besten tun oder sagen sollten. Doch in der Praxis stellen dann viele Eltern fest, dass die pauschalisierte Vorgehensweise bei ihrem Kind nicht funktioniert, dass womöglich das gesamte vorgegebene Verhaltensmuster nicht zum Lebensstil der Familie passt. Diesem Dilemma setzt Sie die bedürfnisorientierte Erziehung nicht aus. Sie reagieren auf die Signale Ihres Kindes. Je mehr Sie sich mit dieser Form der Herangehensweise vertraut machen, umso leichter fällt es Ihnen zu unterscheiden, was in einer Situation „richtig" oder „falsch" ist.

Wenn Sie besonders auf die Bedürfnisse Ihres Kindes achten, kann der Begriff der „bedürfnisorientierten Beziehung" derjenige sein, der sich für Sie richtig anfühlt. „Bedürfnisgerecht" legt einen besonderen Fokus darauf, die Bedürfnisse nicht nur zu erkennen, sondern ihnen auch gerecht zu werden. Begriffe wie „bindungsorientiert" oder „beziehungsorientiert" stellen besonders die Beziehung zwischen Eltern und Kind in den Blickpunkt.

Alle diese Begriffe stehen für eine Erziehung, die im Gegensatz zur „klassischen Erziehung" nicht darauf ausgerichtet ist, das Kind nach den Vorstellungen der erziehenden Erwachsenen zu formen, sondern die Signale, die Ihnen das Baby gibt, zu verstehen und auf die dahinterstehenden Bedürfnisse zu reagieren. Damit werden Strafen nach traditionellem Erziehungsmuster oder auch „logische Konsequenzen", wie sie in der modernen Pädagogik für sinnvoller erachtet werden, gar nicht mehr notwendig sein.

Haben Sie Vertrauen!

Indem Sie die Bedürfnisse Ihres Kindes achten, setzen Sie gleichzeitig Vertrauen in Ihr Kind. Sie nehmen nicht die Haltung ein, als Erwachsener besser zu wissen, was gut für Ihr Kind ist und was es braucht. Vielmehr vertrauen Sie darauf, dass Ihr Kind das alles selbst spürt und Ihnen zu verstehen gibt. Ein solches tiefes Vertrauensverhältnis, das bereits von Geburt an besteht, prägt nicht nur die Eltern-Kind-Beziehung, sondern schenkt Ihrem Kind auch ein höheres Selbstverständnis und ein größeres Selbstvertrauen.

Attachment Parenting zur Bildung einer innigen Beziehung zwischen Eltern und Kind

Wenn wir von bedürfnisorientierter und bindungsorientierter Erziehung sprechen, stoßen wir schnell auf den Begriff des Attachment Parenting. „Attach" ist die englische Bezeichnung für „anhängen" oder auch „anfügen". Das Attachment Parenting beschreibt eine Erziehungshaltung der Eltern, bei der eine große körperliche Nähe zum Kind gepflegt wird. Es gibt Menschen, die bewusst die Begriffe „bedürfnisorientiert" und „Attachment Parenting" voneinander abgrenzen, weil bei ersterer Erziehungsform die Grundbedürfnisse des Babys im Mittelpunkt stehen, beim Attachment Parenting jedoch die Beziehung zwischen Eltern und Kind. Sie werden beim Lesen dieses Buches jedoch feststellen, dass diese beiden Aspekte eng miteinander verknüpft sind. In der Praxis gibt es kaum Unterschiede. Gerade weil die bedürfnisorientierte Erziehung keinem festen Schema folgt, sind die Übergänge und scheinbaren Abgrenzungen so fließend, dass eigentlich mit beiden Begriffen das Gleiche gemeint ist. Das Attachment Parenting ist womöglich der Ursprung einer bedürfnisorientierten Erziehung.

Der Begriff „Attachment Parenting“ wurde in der Nachkriegszeit als Erstes von dem amerikanischen Kinderarzt William Sears verwendet, der bis heute als der wichtigste Vertreter dieser Lehre gilt. Im Laufe der vorangegangenen Jahrzehnte hatte sich zwischen Eltern und Kindern eine Distanz entwickelt, die der Kinderarzt nicht als zielführend für die Erziehung eines Kindes erachtete. Er betonte, wie wichtig es sei, dass bereits von Geburt an eine enge Bindung zwischen Eltern und Kind entwickelt wird. Diese tief empfundene Beziehung entsteht mehr als alles andere durch einen sehr engen körperlichen Kontakt. Für die amerikanische Nachkriegszeit wurde diese Lehre vielleicht als revolutionär empfunden. Doch Attachment Parenting ist kein völlig neuer, moderner Ansatz. Vielmehr ist es eine Rückbesinnung auf die Anfänge der Menschheit. In den Siebzigerjahren veröffentlichte Jean Liedloff das Buch „Auf der Suche nach dem verlorenen Glück“. Die Autorin hatte zuvor die Kultur der Ye’kuana-Indianer in Venezuela studiert und hier Erziehungsansätze gefunden, die sie auch Müttern der westlichen Welt ans Herz legen wollte. Dazu gehörte die Empfehlung, Säuglinge möglichst zu stillen, statt ihnen die Flasche zu geben, das Baby nah am Körper in einem Tuch zu tragen und gemeinsam mit dem Kind in einem Bett zu schlafen. Liedloff ging davon aus, dass evolutionsgeschichtlich dies den Grundbedürfnissen eines Babys entspreche.

Und hier sind wir am Kern der bedürfnisorientierten Erziehung angelangt.

Die sieben B's des Attachment Parenting

William Sears entwickelte für seine Lehre sieben grundlegende Aspekte. Sie stellen die Basis einer bedürfnisgerechten bzw. bedürfnisorientierten Erziehung dar. Da diese Grundlagen im Englischen alle mit einem „B“ beginnen, spricht Sears in seinen Schriften von den sieben B's des Attachment Parenting.

- Birth Bonding: Augen- und Körperkontakt zwischen Mutter und Kind direkt nach der Geburt.
- Breastfeeding: Stillen des Babys statt Flaschennahrung.
- Babywearing: möglichst häufiges körpernahes Tragen des Babys.
- Beding close to baby: möglichst nah beim Baby schlafen (Familienbett).
- Belief in the language value of your baby's cry: Das Schreien des Babys als Signal verstehen, als Ausdruck des Babys, mit dem es Grundbedürfnisse anmeldet.
- Beware of baby trainers: kein “künstliches“ Schlaftraining.
- Balance: das Finden einer Balance zwischen den Bedürfnissen des Babys und denen der Eltern.

Frischgebackene Eltern, die sich mit dem Prinzip der bedürfnisorientierten Erziehung und des Attachment Parenting befasst haben, lassen sich manchmal dazu verleiten, diese sieben B's zu idealisieren. In der Praxis gestaltet sich das doch nicht immer so entspannt, wie es sich liest. Das Problem ist, dass sich einige Eltern akribisch an diese vermeintlich festen Regeln zu halten versuchen. Doch genau darum geht es in der bedürfnisorientierten Erziehung nicht. Nicht jedes Baby hat das gleiche Bedürfnis nach körperlicher Nähe. So kann es beispielsweise sein, dass Ihr Baby das Tragen nah am Körper als eher unangenehm oder einengend empfindet. Wenn Sie es dann dennoch in ein Tuch wickeln, weil Sie glauben, diese Erziehungslehre schreibe Ihnen das vor, handeln Sie wiederum entgegen den Bedürfnissen Ihres Kindes.

Vergessen Sie daher niemals, worum es eigentlich geht: Bleiben Sie sensibel für das, was Ihr Kind braucht. Lesen Sie die Signale, die Ihnen Ihr Baby sendet. Und finden Sie eine Balance, die der ganzen Familie guttut. Wie das im Einzelnen aussehen kann, erfahren Sie in den späteren Kapiteln des Buches.

Welche Vorteile bietet Ihnen bedürfnisorientierte Erziehung?

Warum sollten Sie Ihr Kind also bedürfnisorientiert erziehen? Welche Vorteile hat diese Erziehungsform für Sie und Ihr Baby?

Zunächst einmal stärken Sie auf diese Weise die einzigartige Bindung zwischen Ihnen und Ihrem Kind. Indem Sie auf die Signale Ihres Babys achten, öffnen Sie sich ihm. Sie beginnen es auf einer sehr persönlichen, emotionalen und vor allen Dingen intuitiven Ebene zu verstehen. Sie verlassen die distanzierte Rolle des Erziehers und sind mit Ihrem Baby im Einklang. So wird ein untrennbares Band geknüpft, das sich positiv auf die Psyche des Kindes auswirkt.

Babys, die von Geburt an die Erfahrung machen, dass ihre Bedürfnisse respektiert und erfüllt werden, erleben ein Gefühl der Sicherheit und Geborgenheit. Dieses Gefühl begleitet sie ihr ganzes Leben lang. Wichtige Vertreter dieser Lehre glauben sogar, dass die sichere Bindung zwischen Eltern und Kind für das Kind nahezu überlebenswichtig sei. Dabei spielt gerade das erste

Lebensjahr eine wichtige Rolle. Denn in diesen ersten Monaten besitzt das Kind noch kein ausgeprägtes Bewusstsein. Es handelt rein intuitiv, es ist die Rohform seiner selbst. Ihr Kind kann seine eigenen Handlungen weder steuern noch berechnen. Es kann nur auf sehr begrenzte Weise das anmelden, was es braucht, um sich zu entwickeln.

Die Natur hat es so eingerichtet, dass ein Baby dieses intuitiv spürt. Würde ein Kind – vereinfacht ausgedrückt – nicht weinen, wenn es Hunger hat, bekäme es nicht die lebensnotwendige Nahrung, die es braucht. Indem Sie als Eltern auf die Signale Ihres Babys achten und prompt sowie angemessen darauf reagieren, sorgen Sie dafür, dass Ihr Kind zu einem selbstbewussten und psychisch stabilen Menschen heranwächst, der Vertrauen in das Leben setzt.

Dabei geht es nicht nur um körperliche Bedürfnisse wie Hunger oder Durst, sondern gerade auch um die Grundbedürfnisse der Seele: menschliche Nähe, Schutz, Begleitung, Zuwendung.

Diese Bedürfnisse bleiben ein Leben lang. Erfährt ein Baby von Geburt an, dass diese Bedürfnisse erfüllt werden, ist es als erwachsener Mensch in der Lage, die eigenen Bedürfnisse zu erkennen, zu respektieren und ihnen gerecht zu werden.

Wie gelingt Ihnen bedürfnisgerechte Erziehung?

Dieses Buch wird Ihnen helfen, das Prinzip der bedürfnisgerechten Erziehung zu verstehen. Sie werden schnell erkennen, dass es nicht darum geht, irgendwelche festgeschriebenen Regeln zu befolgen.

Wichtig ist, direkt mit der Geburt damit zu beginnen, Ihr Kind zu lesen und zu hören. Gerade am Anfang wird dies nicht immer leicht sein. Sie werden die Erfahrung machen, dass Ihr Baby anfangs mal weint und Sie nicht wissen, was es braucht. Verzweifeln Sie daran nicht gleich. Zwischen Ihnen und Ihrem Baby wird sich mit der Zeit ein Zusammenspiel entwickeln. Ihr Baby gibt Ihnen Signale, Sie antworten mit einer bestimmten Interaktion. Je öfter Sie dieses Zusammenspiel üben, umso natürlicher und harmonischer wird Ihre Beziehung werden. Und umso mehr wächst das Verständnis. Mehr noch: Diese Signal-Antwort-Verbindung ist keine Einbahnstraße. Wenn Sie auf die Signale Ihres Babys angemessen reagieren, wird Ihr Kind anfangen, Ihre Antworten vorherzusehen. Entsprechend wird es seine Signale verstärken. Auf diese Weise wachsen Sie emotional zusammen und gewöhnen sich aneinander.

Was ist mit den Bedürfnissen der Eltern?

Immer auf die Bedürfnisse des Kindes reagieren, zu jeder Tages- und Nachtzeit – ist das nicht auf Dauer anstrengend und frustrierend? Bedürfnisorientierte Erziehung meint nicht ausschließlich die Bedürfnisse des Kindes. Das letzte „B“ des Attachment Parenting stellt klar, dass auch die Bedürfnisse der Eltern Respekt und Achtung verdienen. Sonst laufen Eltern Gefahr, über persönliche und physische Grenzen hinauszugehen und schlussendlich ein Burn-out zu erleiden. Es gilt daher immer, auch für die eigenen Bedürfnisse sensibel zu bleiben und eine gesunde Balance zwischen Ihren Bedürfnissen und den Bedürfnissen des Babys zu finden.

Laufe ich Gefahr, mein Kind zu verwöhnen?

Sicher werden Sie immer wieder den Ratschlag hören, nicht sofort zu reagieren, wenn Ihr Baby weint. Es gibt viele, die glauben, man verwöhne sein Kind auf diese

Weise nur. Das Kind zu verwöhnen und damit zu verziehen ist für die weitere Entwicklung des Kindes womöglich nicht sinnvoll. Sie haben vielleicht Sorge, Ihr Kind würde auf diese Weise zu einem Egoisten werden, der immer nur das eigene Bedürfnis in den Vordergrund stellt.

Doch darum geht es bei der bedürfnisorientierten Erziehung nicht. Es ist immer wichtig, zwischen Wünschen des Kindes und den Bedürfnissen zu unterscheiden. Im ersten Lebensjahr ist diese Unterscheidung noch nicht von Bedeutung. Im ersten Lebensjahr können Sie Ihr Kind nicht verziehen. Denn ein Baby weint nicht, um Sie zu manipulieren oder Sie zu ärgern. Solche Gedanken sind bei einem Neugeborenen noch nicht vorhanden. Es weint lediglich, wenn es ein grundlegendes Bedürfnis verspürt.

Wird Ihr Kind älter, müssen Sie damit beginnen, zwischen Wunsch und Bedürfnis zu unterscheiden. Und Sie werden ebenso gefordert werden, zwischen den geforderten Bedürfnissen und den tatsächlichen Bedürfnissen abzuwägen. Ein Kleinkind, das etwa ausschließlich Schokolade zum Essen fordert, äußert lediglich einen Wunsch. Sie als Mutter oder Vater werden jedoch sicher feststellen, dass das Bedürfnis des kindlichen Körpers ein anderes ist und dass es einer vitaminreichen Nahrung bedarf. Das heißt nicht, dass Sie später die Bedürfnisse Ihres Kindes ignorieren werden. Auch über das Säuglingsalter hinaus können Sie Ihrem Kind mit Zuwendung und Verständnis begegnen, seine Bedürfnisse ernst nehmen und intuitiv handeln.

Die Bedürfnisse des Kindes in der modernen Welt

Warum ist das Thema Erziehung gerade in unserer modernen Welt so komplex und unübersichtlich geworden?

Sie werden feststellen, dass die Rollenverteilung in den Familien längst nicht mehr statisch ist. Dort, wo festgelegte Rollen bestehen, weiß jeder, was er zu tun hat, wo die persönlichen Grenzen sind. Unsere moderne Welt eröffnet uns allen jedoch völlig neue Möglichkeiten. Eine Frau muss sich nicht mehr zwischen Familie und Beruf entscheiden. Auch Männer übernehmen mittlerweile mehr Verantwortung im Bereich Haushalt und Kindererziehung. Es gibt die unterschiedlichsten Familienstrukturen. Viele Eltern sind alleinerziehend, leben in Patchwork-Familien oder in alternativen Familienmodellen. Während in früheren Jahrzehnten der Vater berufstätig und die Mutter meist zu Hause war, können heute beide sogar mehrere Beschäftigungen haben, sich auch im Alter noch weiterbilden oder sich beruflich völlig neu orientieren. Diese ganzen Aspekte schaffen ein komplexes Alltagsnetz. Eine Vielzahl an Möglichkeiten zu haben, ist im ersten Moment ein Vorteil, kann jedoch dazu führen, dass es schwieriger wird, sich darin zu positionieren. Und nun müssen sich Eltern bei all dem die Frage stellen, wie Ihr Kind in dieser modernen Welt noch seinen Platz in Ihrem Leben finden soll.

Die moderne Welt stellt Eltern also jeden Tag vor die Herausforderung, Erziehung, Haushalt und Beruf zu vereinbaren. Sind die Eltern zu Hause, bedeutet das noch lange nicht, dass sie ihre Aufmerksamkeit vollkommen auf die Kinder richten können. Gerade in der heutigen Zeit sind Digitalisierung und ständige Erreichbarkeit ein Thema.

Berufliche Themen enden damit nicht mit dem Feierabend, sondern werden mit ins Privatleben hineingetragen. Mit mobilen Endgeräten, Social Media und Hunderten von TV-Programmen und Streaming-Diensten besteht bei vielen dann auch noch eine hohe Versuchung, sich mit anderen Dingen zu beschäftigen.

Auf der anderen Seite ist das Kind: ursprünglich, intuitiv, ganz auf seine Bedürfnisse und den Kontakt zu elterlichen Bezugspersonen ausgerichtet. In vielen Eltern erzeugt diese Situation Stress. Wie können sie dem Kind gerecht werden, wenn im Alltag so wenig Zeit bleibt? Merkt ihr Kind es, wenn sie nie ganz „bei der Sache" sind, wenn sie nebenbei noch ein Telefonat führen oder E-Mails auf dem Handy lesen? Wie wirkt es sich auf das Kind auf, wenn es früh in eine Kindertagesstätte muss, weil berufliche Verpflichtungen dies erforderlich machen?

In der Theorie klingt bedürfnisorientierte Erziehung ganz einfach, gerade wenn wir von Naturvölkern sprechen. Diese haben einen ganze anderen Alltag, müssen nicht den täglichen Spagat zwischen all den genannten Aspekten bewältigen. Doch in unserer westlichen Welt sieht die Realität anders aus. Hat also bedürfnisorientierte Erziehung hier ihren Platz? Oder handelt es sich dabei eher um einen Luxus, den sich nur wenige Eltern leisten können?

Tatsächlich kann Ihnen eine bedürfnisorientierte Erziehung viel von Ihrem Stress in der modernen Welt nehmen. Denn sie ermöglicht es Ihnen, frei von Konzepten, Überlegungen und Richtlinien zu handeln. Viele Erziehungsmethoden schreiben feste Handlungsmuster vor, die in den Alltag schwer zu integrieren sind. Häufig wird das Pferd dann sprichwörtlich von hinten aufgesattelt: Eltern überlegen zunächst, welches Erziehungsmodell zu ihrem Leben passt.

Und danach wird das eigene Kind zu erziehen versucht. Seine individuellen Bedürfnisse können an diesem Punkt gar nicht mehr berücksichtigt werden. Das kann bei einzelnen Kindern funktionieren, es kann aber auch dazu führen, dass die angestrebten Erziehungsideale scheitern, weil diese Methode eben nicht das ist, was das jeweilige Kind in dieser Situation braucht. Das führt zu Frustration und Enttäuschung auf der Seite der Eltern, aber auch seitens des Kindes zu dem Gefühl, nicht verstanden, nicht akzeptiert, vielleicht sogar alleingelassen zu werden.

Wenn Sie jedoch aufmerksam für die Bedürfnisse Ihres Kindes sind, werden Sie in jeder Alltagssituation erkennen, was Ihr Kind braucht und wie Sie nun am besten reagieren. Das nimmt Ihnen viel Stress, gibt Ihnen trotz Alltagsherausforderungen das Gefühl, richtig zu handeln und schenkt vor allen Dingen Ihrem Kind das Gefühl der Geborgenheit und Sicherheit. Es spielt keine Rolle, dass Sie nicht 24 Stunden am Tag für Ihr Kind da sein können. Entscheidend ist, dass Sie in den wenigen wertvollen gemeinsamen Stunden Ihr Kind auf einer intuitiven und tiefen Ebene verstehen und angemessen und liebevoll reagieren können.

Werden bedürfnisorientierte Eltern zu Helikopter-Eltern?

Der Begriff der Helikopter-Eltern schwebt in diesen Zeiten wie ein Damokles-Schwert über alle Eltern, die versuchen, so gut es geht, für ihr Kind da zu sein. Auch hier sehen sich viele einer Zwickmühle ausgesetzt. Auf der einen Seite steht die Angst, dem Kind nicht die notwendige Aufmerksamkeit zukommen zu lassen, sich nicht genügend zu kümmern. Doch schnell geraten Eltern, die nach eigenen Aussagen nur das Beste für ihr Kind wollen, in den Ruf, Helikopter-Eltern zu sein.

Diese Bezeichnung ist durchweg negativ behaftet. Zu Recht. Sie beschreibt einen Eltern-Typ, der kontrollierend in das Leben des Kindes eingreift, ihm damit jede Selbstständigkeit und Entwicklungsmöglichkeit nimmt, überbesorgt und vielleicht auch übermotiviert ist.

Wenn Sie sich mit bedürfnisorientierter Erziehung auseinandersetzen, kann unter Umständen die Sorge aufkommen, sich durch übermäßiges Fokussieren auf die Bedürfnisse des Kindes zu eben solch einem Elternbild zu entwickeln. Dabei sind Helikopter-Eltern genau das Gegenteil von Eltern, die ihr Kind bedürfnisorientiert erziehen.

Helikopter-Eltern fürchten den Kontrollverlust. Sie meinen es sicher gut, wollen das Beste für ihr Kind, doch sie gehen auch ganz selbstverständlich davon aus, einzig und allein selbst zu wissen, was das Beste ist. Diese Position wird vehement nach außen verteidigt. Helikopter-Eltern „schwirren" bildlich gesprochen um ihr Kind herum, um sicherzugehen, dass ihm auch in allen anderen Lebensbereichen eine Zuwendung und Erziehung zuteilwird, die ihren Vorstellungen entspricht. Übermäßige Fürsorge und Kontrolle führen dazu, dass die Bedürfnisse des Kindes nicht mehr gehört werden können. Das Kind erlebt aus seiner Perspektive die Eltern als übergriffig. Damit verbindet es automatisch ein Gefühl der Unzulänglichkeit. Wenn die Eltern glauben, sich um alles kümmern zu müssen, bedeutet das aus Sicht des Kindes, dass man ihm nicht zutraut, selbst etwas richtig zu machen. Klassische Helikopter-Eltern erziehen ihr Kind damit also ungewollt zu Unselbstständigkeit, Unsicherheit und Ängstlichkeit.

Genau das möchte bedürfnisorientierte Erziehung nicht. Hier bleiben Sie als Eltern im Hintergrund, in einer Art Erwartungshaltung. Sie öffnen sich für die Signale Ihres Kindes und reagieren auf diese. Ihr Kind spürt dadurch, dass es ernst genommen wird und dass seine Bedürfnisse wichtig sind. Auf dieser Erkenntnis baut sich das Selbstwertgefühl auf, welches Basis eines gesunden Selbstvertrauens ist. Es ist nicht das Bedürfnis Ihres Kindes, dass Sie ihm als Eltern alles abnehmen. Es möchte geführt und gestützt werden, aber auch motiviert, seinen eigenen Weg zu gehen. All dies können Sie ihm vermitteln, indem Sie früh auf die kindlichen Signale reagieren. Es ist wie eine grundlegende Programmierung, die für den Rest des Lebens dafür sorgt, dass Ihr Kind voller Zuversicht und Selbstvertrauen ist.

Während Helikopter-Eltern Unsicherheit erzeugen, sorgt bedürfnisorientierte Erziehung für Sicherheit. Lautet die Botschaft der Helikopter-Eltern: „Ich weiß es besser“, so lautet Ihre Botschaft an Ihr Kind: „Du weißt es selbst am besten, zeig es mir.“

Dem Kind damit die Fähigkeit zuzusprechen, seine eigenen Bedürfnisse anmelden zu können, bedeutet keineswegs Kontrollverlust. Vielmehr steht hinter dieser Entscheidung die Erkenntnis, dass es gar keiner Kontrolle bedarf. Von frühester Menschheitsgeschichte an ist die Eltern-Kind-Beziehung eine Beziehung der Wechselseitigkeit, der Bindung und des tiefen Verständnisses. Zu dieser Haltung sollten wir zurückkehren.

Warum Babys noch immer Steinzeit-Babys sind

Etwa drei Millionen Jahre liegen zwischen dem Steinzeitmenschen und dem modernen, neuzeitlichen Menschen. In dieser Zeit hat der Mensch unglaubliche Entwicklungsschritte vollzogen. Dabei nahm das Gehirnvolumen um ein Vielfaches zu. Waren unsere Vorfahren noch primitive Jäger und Sammler, so ist er heute zu enormen wissenschaftlichen und gesellschaftlichen Leistungen fähig. Das befähigt uns, in Fragen der Kindererziehung differenziert zu denken, Methoden zu ersinnen, erzieherische Ziele zu verfolgen. Das kann in vielen Bereichen wichtig sein, lässt uns aber vergessen, dass gerade die menschliche Intuition ungebrochen vorhanden ist. Dies gilt umso mehr zum Zeitpunkt der Geburt.

Auch wenn unser Gehirnvolumen deutlich größer ist als die unserer Vorfahren, so gilt dies jedoch nicht für ein Neugeborenes. Die Entwicklung des Gehirns beginnt zwar in der dritten Schwangerschaftswoche, doch zum Zeitpunkt der Geburt ist das menschliche Gehirn noch lange nicht entwickelt. Bis dahin haben sich lediglich alle notwendigen Nervenzellen gebildet. Ihre Entwicklung zu einem funktionierenden Netzwerk ist jedoch erst in den darauffolgenden Jahren vorgesehen. Während der ersten sechs Lebensjahre wachsen Nervennetz und Gehirn relativ stark. Gerade im Zeitraum zwischen zwei und zehn Jahren bilden sich die meisten Synapsen. Diese Verbindungen der Nerven im Gehirn deuten darauf hin, dass der Mensch in diesem Lebensalter besonders lern- und anpassungsfähig ist. Was zunächst wie eine rein wissenschaftliche Theorie klingt, können Eltern im Alltag beobachten. Im Alter zwischen zwei und zehn Jahren lernen Kinder am schnellsten und am meisten. In dieser Zeit entwickeln sie kognitive Fähigkeiten. Aber auch die Psyche und Persönlichkeit entwickeln sich besonders in diesem Zeitraum. Die Entwicklung des Gehirns ist erst etwa mit dem zwanzigsten Lebensjahr abgeschlossen.

Für die bedürfnisorientierte Erziehung ist gerade das erste Lebensjahr bedeutsam. Das pränatal, also vorgeburtlich angelegte Grundgerüst des Gehirns ist unmittelbar nach der Geburt aufnahmefähig für weitere Entwicklungsschritte und Einflüsse. So lässt sich in neurologischen Untersuchungen darstellen, dass in den ersten Lebensmonaten besonders gezielt Informationen aufgenommen und verarbeitet werden. Dabei selektiert das Gehirn das Babys automatisch, welche Informationen für seine weitere Entwicklung relevant sind und wie es damit umgehen will. Wie sich das Gehirn nun entwickelt, wird maßgeblich durch die unmittelbare Umgebung des Kindes beeinflusst. Das bedeutet, alles, was das Kind in dieser sehr frühen Kindheitsphase erfährt, beeinflusst sein Wesen, seine Psyche, sein Verhältnis zu anderen, sein Selbstverständnis.

In dieser Lebensphase des ersten Jahres unterscheiden sich moderne Babys nicht von Babys der Steinzeit. Sie besitzen kein Denk- und Erinnerungsvermögen. Das Gehirn muss sich noch entwickeln. Es ist ausschließlich auf die grundlegenden Bedürfnisse ausgerichtet: Nahrung, Schlafbedürfnis, das Bedürfnis nach Nähe, Schutz, Geborgenheit und Getragenwerden.

Dieses biologische Ur-Programm hat sich nie verändert. Was sich jedoch verändert hat, ist die Welt um dieses Kind herum, sind die Menschen, die das Kind großziehen und pflegen. Im schlimmsten Fall passen die modernen Denk- und Lebensweisen nicht mehr zu dem Ur-Kind, das wir immer noch vor uns haben. Verwundert es dann, dass gerade diese moderne Welt eine ständig wachsende Vielfalt an Verhaltensauffälligkeiten feststellen muss?

Wir sollten erkennen, dass nicht jeder Erziehungsstil, nicht jede Lebensweise den natürlichen Bedürfnissen eines Kindes entspricht. Bedürfnisorientierte Erziehung setzt sich gerade mit dieser Frage auseinander: Wie können Sie Ihrem Kind in dieser modernen Welt und in Ihren besonderen, individuellen Lebensumständen gerecht werden und es gemäß seinem biologischen Ur-Programm großziehen?

Die Grundprinzipien des Attachment Parenting bilden dabei Bausteine, die Ihnen helfen, die grundlegenden kindlichen Bedürfnisse nach Liebe, Schutz, Geborgenheit, aber auch nach Autonomie, Gemeinschaft und Dialog zu erfüllen und die eigenen Bedürfnisse dabei nicht aus den Augen zu verlieren.

So viel nun zur Theorie. Für Sie als Eltern ist es relevant zu wissen, wie bedürfnisorientierte Erziehung – oder das bedürfnisorientierte Großziehen – im Alltag ganz konkret aussehen kann.

Im folgenden Teil des Buches finden Sie praktische Hilfestellungen zur bedürfnisorientierten Erziehung, vom Bonding über das Schlafverhalten und das Stillen bis hin zur Frage des Wickelns und Sauberwerdens. Vergessen Sie nicht, dass sowohl Ihr Kind als auch Sie selbst Individuen sind. Bleiben Sie für Signale offen und versteifen Sie sich nicht auf bestimmte Verhaltensregeln.

Bonding

Zweifelhafter Erziehungsratschlag:

„Man darf ein Baby nicht zu sehr verwöhnen."

Entgegen dieser oft zitierten, als veraltet zu wertenden Aussage wissen wir heute, dass ein Baby in seinen ersten Lebensmonaten nicht verwöhnt werden kann. Nähe und Geborgenheit sind vielmehr elementar wichtig für die weitere Entwicklung des Babys, für eine stabile Psyche und ein Selbstbewusstsein, das ihm im ganzen Leben eine wichtige Basis sein wird.

Der Begriff des Bonding stammt aus dem Englischen und bezeichnet die Prägung einer Bindung zwischen Eltern und Kindern. Es ist wie ein körperliches Verschmelzen, ein emotionales Band, das nicht nur das Verhältnis zwischen Eltern zu ihrem Baby entscheidend beeinflusst, sondern auch die Psyche des Kindes – und damit sein gesamtes weiteres Leben. In der Psychologie ist man sich heute sicher, dass Bonding eine wichtige Voraussetzung dafür ist, dass sich ein Mensch sowohl körperlich als auch psychisch gut entwickeln kann.

Die Bindung zu seinen Eltern ist die erste, innigste und sicherste Bindung, die ein Mensch in seinem Leben eingeht. Auf diese Art und Weise schlägt er seine Wurzeln. Stellen Sie sich eine Pflanze vor, die in fruchtbarem Boden wächst, in dem sie ihre Wurzeln bilden und festigen kann. Das ist die Voraussetzung für ein gutes Wachstum und späteres Blühen. Genauso verhält es sich bei Ihrem Baby. Indem es direkt nach der Geburt eine innige und sowohl körperlich als auch seelisch enge Bindung zu Ihnen aufbaut, gewinnt es Sicherheit und Urvertrauen. Es erlebt Geborgenheit und trägt diese erste Erfahrung sein ganzes Leben lang mit sich. Es gewinnt daraus Selbstsicherheit, die zum Fundament einer späteren Selbstständigkeit wird.

Bonding ist keinesfalls eine Erfindung der Pädagogik oder der Psychologie, keine Theorie, die Menschen aufgestellt haben. Es ist vielmehr die Beobachtung und die Erkenntnis einer natürlichen Notwendigkeit. Ein neugeborenes Baby ist nicht in der Lage, sich selbst zu versorgen. Ohne die elterliche Zuwendung wäre es verloren. Es ist also überlebenswichtig, dass es Menschen im Umfeld des Kindes gibt, die sich um seine Bedürfnisse kümmern. Die Natur hat es so eingerichtet, dass Eltern sich mit ihrem Kind verbunden fühlen und daher zu allem bereit sind, um das Wohlbefinden des Kindes zu sichern. Ohne eine emotionale und körperliche Bindung wäre dies nicht möglich.

Bonding findet zudem in einer frühen Lebensphase statt, in der das Kind automatisch die Erfahrungen, die es macht, abspeichert und für sein späteres Leben verarbeitet. Die erste Beziehung, die es eingeht, entscheidet darüber, wie es alle weiteren Beziehungen in seinem Leben empfindet. Ein starkes Band zwischen Eltern und dem Baby beeinflusst also auch die Art und Weise, wie das Kind später Freundschaften führt, wie es sich in Gruppen integrieren und behaupten kann und wie es später auch Partnerschaften erlebt. Wie glücklich und gefestigt ein Mensch in seinem Leben ist, hängt zum großen Teil von der Qualität und Innigkeit seiner Beziehungen ab.

Bindungen schaffen Vertrauen. Denn durch das Bonding signalisieren Sie dem Baby, dass es nicht allein gelassen wird. Indem Sie so unmittelbar auf das grundlegende Bedürfnis nach körperlicher Nähe reagieren, verankern Sie in Ihrem Kind die Gewissheit, dass jemand da ist, auf den es sich verlassen kann. Dieses Gefühl, sich auf andere Menschen verlassen zu können, ist prägend und sorgt für innere Stabilität. Es gibt nichts Wichtigeres, als dieses Urvertrauen in seinem Leben zu haben, dass man nicht allein ist, dass es immer Hilfe und Unterstützung geben wird und dass es für jedes Problem eine Lösung gibt.

Vorbereitung auf das Kennenlernen Ihres Kindes

Einem neugeborenen Kind fehlt die Sprache als Kommunikationsmittel. Es kann nicht einfach sagen, was es braucht, was es belastet, was es sich in dieser konkreten Situation wünscht. Doch die Natur hat es nicht „sprachlos" zurückgelassen. Ein Baby kann mithilfe seiner Körpersprache und mit dem Ausdruck seiner Emotionen kommunizieren. Das bedeutet, es kann weinen, schreien, quengeln, brabbeln, lächeln usw.

Für die Eltern stellt sich allerdings die Schwierigkeit, dass sie ihr Kind verstehen lernen müssen. Gerade in der Anfangsphase sind Eltern hilflos, wissen nicht, wie sie beispielsweise das Weinen des Kindes deuten sollen. Sie fragen sich unentwegt: Was will es? Was braucht es? Was müssen wir tun? Diese Kommunikationsschwierigkeiten und daraus resultierenden Unsicherheiten sind völlig normal. Umso wichtiger ist es, frühzeitig eine enge Verbindung aufzubauen, die Ihnen hilft, Ihr Baby zu verstehen. Es ist kein einmaliger Vorgang. Ein kurzer

Moment des Bondings führt nicht dazu, dass ein Kommunikationsschalter umgelegt wird. Vielmehr handelt es sich um einen Prozess. Bonding beginnt im Mutterleib und endet noch lange nicht mit der Geburt. Es ist eine innige Erfahrung, die sich über viele Monate hinzieht. Und in dieser Zeit wächst auch gegenseitiges Verstehen. Bonding bereitet Sie bestmöglich darauf vor, Ihr Kind kennenzulernen und somit nach und nach besser zu verstehen, welches seine Bedürfnisse sind.

Das emotionale Band der Sicherheit

Bonding sorgt für innere Sicherheit auf beiden Seiten. Das Kind braucht die körperliche Nähe wie einen rettenden Anker. Rund 40 Wochen war es im Mutterleib, vollkommen geborgen. Es war ein Hort der Vertrautheit, ein Nest, in dem das Kind gewachsen ist und verankert war. Bedürfnisse wurden automatisch bedient. All dieser äußerlichen Sicherheit wird das Kind mit einem Mal bei der Geburt beraubt. Es weiß nicht, woran es sich orientieren soll. Umgebungstemperatur, Geräusche, Bilder, Empfindungen – alles ist fremd. Es handelt sich um eine völlig neue, beängstigende Situation. Dem Kind fehlt jede Möglichkeit, sich dieser neuen Situation anzupassen. Dafür ist es auf die liebende Umgebung der Eltern angewiesen. Daher ist die erste Erfahrung, körperliche Nähe und Zuwendung zu erleben, den vertrauten Geruch der Mutter zu riechen und die gewohnten Stimmen der Eltern zu hören, beruhigend und wohltuend. Bonding ist die größtmögliche Sicherheit, die Sie Ihrem Kind schenken können. Mit dieser Erfahrung wird es zukünftig sicherer und selbstbewusster auf neue Situationen reagieren, weil die fremdeste aller Erfahrungen durch die elterliche

Zuwendung positiv und vertrauensstärkend war. Bonding prägt das Erkundungsverhalten des Kindes. Es wird ausgeglichen, selbstbewusst und neugierig auf alles Neue.

Nicht nur für das Kind ist Bonding eine sehr wichtige Erfahrung. Auch für die Eltern ist sie von großer Bedeutung. Indem sie eine tiefe Bindung zu dem Baby aufbauen, finden sie sich besser in ihrer Elternrolle zurecht. Sie werden sicherer, weil sie ihr Kind auf diese Weise besser kennenlernen und verstehen können.

Die Chemie zwischen Eltern und Kind

Bonding ist nicht nur eine Erfahrung auf seelischer Ebene. Sie ist ein Vorgang, der sich chemisch/biologisch erklären lässt. Nach der Geburt werden sowohl im Körper der Mutter als auch in dem des Babys Hormone ausgeschüttet. Dazu gehören beispielsweise Oxytocin und Beta-Endorphine. Endorphine werden im Volksmund auch Glückshormone genannt. Eine ähnliche hormonelle Wirkung lässt sich auch feststellen, wenn Menschen sich verlieben. Im Grunde geschieht nach der Entbindung nichts anderes. Die Überflutung mit den körpereigenen Hormonen versetzen Mutter und Kind in einen emotionalen Zustand der Verliebtheit. Sie versinken in absoluter Zweisamkeit, sind wie verzaubert und in einer eigenen kleinen Welt. Heute weiß man, wie wertvoll diese ersten Minuten und Stunden im Leben eines Kindes sind und wie wichtig für die Bindung zwischen ihm und den Eltern.

Golden Hour of Bonding

„The Golden Hour of Bonding" wird diese erste beglückende Erfahrung nach der Geburt genannt, die gerade von den Müttern als intensiv und emotional empfunden wird. Sie ist deshalb so wichtig, weil die Geburt eine im wahrsten Sinne des Wortes lebensverändernde Erfahrung für das Baby ist. Nähe, vertraute Gerüche und Geräusche, Liebe und Zärtlichkeit saugt es wie ein Schwamm auf. Es ist der Moment des Sich-Verliebens, der eine große Augenblick, der alles verändert. Doch man darf nicht den Schluss daraus ziehen, dass dies der einzig entscheidende Augenblick des Bondings sei.

Es kommt leider manchmal vor, dass Mutter und Kind die „Golden Hour of Bonding" vorenthalten bleibt. Beispielsweise, wenn aus medizinischen Gründen das Kind per Kaiserschnitt in Vollnarkose zur Welt kommen und einer der beiden direkt nach der Geburt medizinisch versorgt werden musste. Auch bei einer Frühgeburt ist das unmittelbare Bonding nach der Entbindung nicht möglich.

Eltern sollten daran nicht verzweifeln, denn auch wenn die „Golden Hour of Bonding" nicht gelebt werden konnte, lässt sich die Bindungsbildung nachholen. Es ist wichtig zu verstehen, dass Bonding ein Prozess ist, kein einzelner Augenblick. So haben Forscher festgestellt, dass sich zwar zwischen Kindern, die Bonding erfahren, und jenen, die es nicht erleben durften, deutliche Unterschiede im Verhalten und Wesen zeigen. Doch wird die Verbindung zwischen Eltern und Kind in der darauffolgenden Zeit intensiv aufgebaut, sind diese Unterschiede nach einem Zeitraum von etwa neun Monaten ausgeglichen.

Bauen Sie hier also keinen Stress auf. Nutzen Sie jeden sich bietenden Moment nach der Geburt und in den Wochen und Monaten danach, um die Nähe zu Ihrem Kind zu genießen, es in den Armen zu halten, seinen Duft zu atmen und leise mit ihm zu sprechen.

Hautkontakt ist wichtig

Hautkontakt ist für das Bonding besonders wichtig. Bis zum Zeitpunkt der Geburt bildete das Kind mit der Mutter eine Einheit. Die Geburt nennen wir nicht ohne Grund auch „Entbindung", da diese Verbindung nun gelöst wird. Besonders für das Baby ist dies eine gewaltsame, schockierende Erfahrung. Außerhalb des Mutterleibs fühlt sich das Kind verloren und vermisst die vertrauten Gerüche. Deshalb legen Hebammen das Neugeborene noch nackt direkt auf die ebenfalls nackte Haut der Mutter. Haut an Haut wird das Gefühl der Einheit und der Zugehörigkeit wieder hergestellt. Es ist erstaunlich: Hautkontakt sorgt nachweislich nicht nur für Ruhe und Entspannung, sondern stellt auch die Basis dafür dar, dass der Körper des Babys in einen funktionalen Einklang gerät und die Organe damit ihre vorbestimmten Aufgaben übernehmen können.

Wenn wir von Bonding sprechen, ist zwangsläufig immer zunächst von der tiefen Verbindung zwischen Mutter und Kind die Rede. Das ist nur natürlich, da das Kind rund 40 Wochen im Mutterleib war und gerade dies eine Verbindung darstellt, die bereits vor der Geburt hergestellt wurde. Das Geburtserlebnis und die anschließende Golden Hour of Bonding schweißen Mutter und Kind noch mehr zusammen. Doch das bedeutet nicht, dass der Vater außen vor gelassen wird. Im Gegenteil: Auch in der Vater-Kind-Beziehung ist Bonding wichtig und sehr wertvoll.

Als Vater sollten Sie aus diesem Grund ebenfalls den intensiven Kontakt zu Ihrem Kind suchen und genießen. Stellen Sie auch hier, wenn möglich, nach der Entbindung Hautkontakt her, indem Sie das Kind eng an Ihren nackten Oberkörper schmiegen. Sprechen Sie bewusst leise mit dem Kind. Die väterliche Stimme ist dem Baby ebenfalls aus dem Mutterleib vertraut, es erkennt diese und fühlt sich geborgen. Da es im Bauch die Stimme des Vaters jedoch wesentlich leiser als die der Mutter hört, sollten Sie diese Vertrautheit ganz bewusst wieder herstellen, indem Sie leise und beruhigend mit ihm sprechen. Wenn Sie während der Schwangerschaft gesungen oder gesummt haben, können Sie auch diese vertraute Geräuschkulisse während des Bondings erzeugen. Streicheln Sie das Kind, genießen Sie gemeinsam mit ihm wertvolle Momente der Ruhe und der Zweisamkeit. So wird auch in der Vater-Kind-Beziehung eine tiefe Verbundenheit und ein natürliches Vertrauensverhältnis erzeugt, von dem das Kind sein ganzes Leben lang profitieren wird.

Auf die Bedürfnisse des Babys reagieren

Zweifelhafter Erziehungsratschlag:

„Es schadet einem Kind nicht, wenn es nicht jeden Wunsch erfüllt bekommt."

Dieses Zitat, das Eltern häufig zu hören bekommen, mag grundsätzlich seine Richtigkeit haben, doch vergessen Sie nicht, dass Ihr Baby in den ersten Tagen und Wochen seines Lebens keine Wünsche hat, sondern grundlegende menschliche Bedürfnisse. Es ist reduziert auf sein Befinden. Werden diese grundlegenden Bedürfnisse nicht gestillt, fühlt es sich unwohl. Instinktiv spürt das Baby, dass die Erfüllung seiner Bedürfnisse lebensnotwendig ist und meldet diese Bedürfnisse an. Darauf nicht zu reagieren, ist grausam und sendet die falschen Signale. Sie wollen, dass es Ihrem Baby gut geht, und daher sollten Sie auch für sein Wohlbefinden sorgen, indem Sie auf die Bedürfnisse Ihres Kindes reagieren. Auf diese Art schenken Sie ihm Sicherheit und innere Stabilität.

Erziehungswissenschaftler, Pädagogen und Psychologen sind sich in einem Punkt einig: Damit ein Kind sich körperlich, seelisch und geistig gut entwickeln kann, müssen seine grundlegenden Bedürfnisse gestillt werden. Es liegt in der Natur des Menschen, dass er in den ersten Lebensmonaten und -jahren auf die Hilfe und Unterstützung erwachsener Bezugspersonen angewiesen ist. Das gestaltet sich umso schwieriger, als das

Neugeborene sich noch nicht ausdrücken kann. Man stelle sich die Hilflosigkeit vor, Bedürfnisse zu empfinden und sich verzweifelt bemerkbar machen zu müssen, in der Hoffnung, ein Erwachsener nehme sich diesen an. Das ist die Situation, welcher jedes Kind nach der Geburt ausgesetzt wird.

Es ist daher für das Baby wichtig, eine Bezugsperson zu haben, die ihm das Gefühl der Verlässlichkeit gibt. Dieses Gefühl entsteht, wenn das Baby die Erfahrung macht, dass die Person schnell und zuverlässig auf die Bedürfnisse eingeht, also unmittelbar auf die Signale des Babys reagiert. Erst auf diese Weise entstehen stabile und für das Kind berechenbare Beziehungen. Das ist nicht nur wichtig, um das akute Bedürfnis zu stillen. Es ist auch eine Lebenserfahrung, aus der das Baby intuitiv seine Vorstellung von Beziehungen entwickelt.

Gemäß der beschriebenen Bedürfnispyramide des Psychologen Abraham Maslow sind folgende Grundbedürfnisse entscheidend für die gesunde Entwicklung eines Kindes:

- Körperliche Bedürfnisse: Nahrung, Schlaf-wach-Rhythmus, Körperkontakt, gesundheitliche Versorgung und Pflege.
- Sicherheitsbedürfnis: Schutz vor Krankheit und Gefahr.
- Liebes- und Zugehörigkeitsbedürfnis: emotionale Nähe, Zuwendung, Verbundenheit und Zugehörigkeit zu sozialen Gruppen.
- Geltungsbedürfnis: Respekt und wohlwollende Anerkennung, Eigenständigkeit, Entfaltung der individuellen Persönlichkeit.
- Bedürfnis nach Förderung und Anregung: Wecken von Interesse und Neugierde, Unterstützung beim

Erforschen der Umwelt, Anregung zum Spiel, Stärkung der Motivation.

- Bedürfnis nach Selbstverwirklichung: Entwicklung eines Bewusstseins, Entdecken und Entfalten der persönlichen Talente, Setzen individueller Lebensziele.

Um all diese grundlegenden Bedürfnisse zu stillen, braucht das Kind mehr als alles andere Sie als Eltern. Und es ist wichtig, dass Sie schnell und zuverlässig darauf reagieren.

Die schnelle Reaktion auf Bedürfnisse

Zweifelhafter Erziehungsratschlag:

„Kinder müssen lernen, auch mal zu warten."

Müssen Sie immer sofort reagieren? Was spricht dagegen, das Baby auch einmal warten zu lassen, ehe Sie auf sein Weinen reagieren? Ein wichtiger Punkt ist, dass Babys schlichtweg nicht warten können, weil ihnen das Verständnis für das Warten fehlt. Im Kopf eines Babys existieren keine komplexen Gedanken. Es besitzt keine Vorstellung von Zeit, es kennt weder Sekunden noch Minuten oder Tage. Und es kennt nicht den Begriff einer nahen Zukunft, in der sein Bedürfnis erfüllt werden wird. Warten setzt Optimismus und Sicherheit voraus, das Benötigte auch zu erhalten. So kurios es auch klingen mag: Sie lehren Ihrem Kind das Warten, indem Sie es in den ersten Lebenswochen nicht warten lassen. Indem Ihr Baby die beruhigende Erfahrung macht, dass Sie unmittelbar auf sein Weinen reagieren, wächst in ihm das Vertrauen, dass Sie immer für seine Bedürfnisse da sein werden. Es wird dann später diese Sicherheit in sich tragen, wenn es wirklich einmal warten muss.

Gerade die Frage, wie schnell und unmittelbar man auf die Signale eines Babys hören sollte, scheidet die Geister. Viele Menschen fürchten sich vor Selbstaufgabe oder warnen davor, das Kind frühzeitig zu verwöhnen und möglicherweise zu einem Egomanen zu erziehen. Oft heißt es, ein Kind müsse auch mal lernen zu warten.

Doch fragen Sie sich einmal nach der Natur des Wartens. Warten können setzt voraus, dass ein Mensch weiß, worauf er wartet. Warten impliziert Hoffnung, oder mehr noch, Gewissheit, dass das erwartete Ereignis auch eintritt. Das wiederum setzt ein Denken voraus, das ein neugeborenes Baby noch gar nicht hat.

Wenn wir davon sprechen, dass Sie schnell auf die Signale Ihres Babys reagieren sollten, beziehen wir uns auf die ersten Lebenswochen. Es ist eine Phase, in der Ihr Kind keine Vorstellung von Zeit hat, sich keine Gedanken zu etwas machen kann, das womöglich eintritt. Es besteht ausschließlich aus Empfindungen, Wahrnehmung von Bedürfnissen und der Wahrnehmung von dem, was unmittelbar darauf geschieht. Wenn Ihr Kind also weint, dann tut es das nicht aus Berechnung. Es weint als natürliche und intuitive Reaktion auf ein entstandenes Bedürfnis. Wird dieses Bedürfnis nicht gestillt, empfindet es einen Moment der Verzweiflung und das Gefühl des Verlassenseins. Es weiß nicht, dass es beispielsweise in wenigen Minuten etwas zu essen bekommen wird. Einem größeren Kind können Sie als Eltern dieses erklären. Ein Baby allerdings lernt in einer solchen Situation nur eines: „Ich habe Hunger, sende Signale und niemand reagiert darauf."

Indem Sie hingegen schnell auf die Signale Ihres Babys reagieren, entsteht ein Wechselspiel, eine erste Form der Kommunikation zwischen Ihnen. Ihr Kind signalisiert ein Bedürfnis und lernt: „Das ist die Person, die immer, wenn ich Signale sende, darauf reagiert und das Bedürfnis stillt." Intuitiv entsteht ein tiefes Urvertrauen in dem Kind. Es fühlt sich angenommen, es spürt Sicherheit. Diese fest verwurzelten Gefühle prägen seine Lebenseinstellung. Es wird zu einem Menschen heranwachsen, der tiefes Vertrauen in sich selbst und in andere setzt, der zuversichtlich, selbstsicher, hoffnungsvoll und innerlich stabil ist. Ihrem Kind diese Stabilität und Sicherheit zu geben, ist also das Beste, was Sie als Eltern tun können.

Lassen Sie Ihr Kind daher nicht warten, wenn es Ihnen Signale sendet. Schenken Sie ihm das Vertrauen und stärken Sie es.

Die Signale des Kindes verstehen

Zweifelhafter Erziehungsratschlag:

„Babys können sich nicht ausdrücken."

Viele Eltern verzweifeln daran, dass sie ihr Kind nicht verstehen. Es fehlt dem Baby noch an Sprache, um sich verständlich zu machen. Doch lassen Sie nicht den Trugschluss zu, Ihr Baby könne sich nicht ausdrücken. Es nutzt lediglich andere Signale statt Worte. Als Eltern brauchen Sie Verständnis, Sensibilität und auch Geduld, um diese Signale deuten zu lernen.

Als Eltern eines neugeborenen Babys werden Sie sicher bereits das Gefühl der Hilflosigkeit erlebt haben: Das Kind weint, und Sie wissen nicht, was es braucht. Schnell entstehen Angst und womöglich auch ein Gefühl der Unzulänglichkeit. Sie wissen, dass Ihrem Kind in dieser Situation etwas fehlt, dass Sie schnell darauf reagieren sollten und können trotz des guten Willens jedoch dieses Bedürfnis nicht stillen. In Eltern und Kind entsteht in einer solchen Situation Verzweiflung. Doch dazu besteht kein Grund. Das Verständnis zwischen Eltern und Kindern ist ein Prozess. Es ist wie eine neue Sprache, die beide erst noch erlernen müssen. Es ist normal, dass Eltern zu Beginn nicht immer die Signale Ihres Kindes verstehen. Lassen Sie sich auf die Kommunikation ein, bleiben Sie ruhig und beobachten Sie Ihr Kind.

Gerade aus diesem Grund ist Bonding eine wichtige Erfahrung. Die Kommunikation zwischen den Eltern und dem Baby beginnt bereits im Mutterleib, wenn das Kind die Sprachmelodie außerhalb des Bauches wahrnimmt. Auf diese Weise prägen sich bereits jetzt Betonung und Rhythmus der Muttersprache ein, die für das Kind auch nach der Geburt vertraut klingen.

Sprache beherrscht das Kind nicht, wenn es auf die Welt kommt. Dafür besitzen Babys eine besondere Vorliebe für Gesichter. Dies ist ihre erste Form zu kommunizieren. Nach der Entbindung sucht das Kind den Blickkontakt zur Mutter. Es ist gerade aus diesem Grund wichtig, während der Golden Hour of Bonding den Blick zu erwidern, während Sie leise mit dem Kind sprechen. Auf diese Weise wird nicht nur die emotionale Bindung gestärkt. Die natürlichen Instinkte des Babys sorgen dafür, dass das Kind Mimik und Verhalten der Mutter oder des Vaters beobachtet und unbewusst imitiert. Es ist der erste Schritt zur Sprachentwicklung.

Die Imitation ist eine wichtige Funktion, die durch bestimmte Nervenzellen im Gehirn übernommen wird. Die sogenannten Spiegelneuronen lassen Babys instinktiv das Verhalten der erwachsenen Bezugspersonen imitieren. Das fördert nicht nur die Sprachbildung, sondern auch die Wahrnehmung von Emotionen. Das Baby beginnt zu unterscheiden: Ist die Mutter froh, ist sie glücklich, ist sie traurig oder wütend? Emotionaler Ausdruck auf dem Gesicht stellt eine erste Form der Kommunikation dar, der sich das Baby dank seiner Spiegelneuronen ebenfalls schnell bedient. Je mehr das Kind lernt, seinen Gefühlen Ausdruck zu verleihen, umso leichter fällt es den Eltern, es zu verstehen. Und noch eine Wirkung entfaltet sich auf diese Weise: Im kindlichen Gehirn wird das Fundament für Empathie gebildet. Es wird damit zu einem mitfühlenden Wesen.

Bis die ersten Worte gebildet werden, sind Sie als Eltern auf das Lesen der Signale angewiesen. Vieles ist auch für frisch gebackene Eltern leicht zu verstehen. Weint das Kind, dreht unruhig sein Köpfchen, als suche es nach der mütterlichen Brust, saugt es stark und wendet seinen Kopf zur Hand hin, wenn man ihm die Wange streichelt, lässt sich das schnell als Hunger identifizieren. Bemühen Sie sich in diesem Fall, das Kind schnellstmöglich zu stillen bzw. das Fläschchen zu geben.

Manchmal lässt sich das kindliche Bedürfnis nicht so leicht deuten. Vielleicht ist es unruhig und möchte schlafen, vielleicht drückt es im Bauch, oder das Kind sehnt sich nach körperlicher Nähe. Verzweifeln Sie nicht gleich, wenn Sie nicht sofort wissen, was Ihr Kind möchte. Handeln Sie ruhig und intuitiv. Probieren Sie auch verschiedene Optionen aus. Wichtig ist in einem solchen Moment, dass Sie präsent sind und sich um das Kind bemühen. Je öfter Sie diese Situationen erleben, umso mehr lernen Sie die vielfältige Mimik und Laute Ihres Kindes zu deuten. Wenn anfangs alles nur nach Weinen klingt, so werden Sie bereits nach wenigen Tagen feststellen, dass es sehr wohl deutliche Unterschiede gibt. Bald können aufmerksame Eltern selbst an den kleinsten Nuancen erkennen, welches Bedürfnis ihr Kind hat.

Diese Kommunikation ist jedoch keine Einbahnstraße. Auch das Kind lernt dazu. Es spürt, dass Sie auf seine Signale mal mehr, mal weniger reagieren. Auf diese Weise lernt es, die Signale zu wiederholen oder gegebenenfalls zu verdeutlichen. Voraussetzung ist, dass Sie Ihrem Kind ein verlässlicher Kommunikationspartner sind.

Brauchen Babys Regeln und Zeitpläne?

Zweifelhafter Erziehungsratschlag:

„Man muss einem Baby schnell tägliche Routinen und Strukturen beibringen."

Babys haben noch kein Gefühl für Zeit und Struktur. Das gilt sowohl für Stillpläne wie auch feste Wach- und Schlafphasen. Erkennen Sie, dass das Bedürfnis nach einem Zeitplan einzig ein Bedürfnis der Eltern ist und denen des Kindes häufig komplett widerspricht. Das Kind äußert seine Bedürfnisse in genau dem Moment, in dem es sie verspürt. Weil dieser Zeitpunkt überhaupt nichts mit einem eventuellen Zeitplan zu tun hat, entsteht ein Zeitraum unerfüllter Bedürfnisse, welche das Baby unter Stress setzt und die Bindung und das Vertrauen zu Ihnen stört. Vertrauen Sie also darauf, dass der beste „Zeitplan" darin besteht, dass er von Ihrem Kind vorgegeben wird.

Das Schwierige für viele Eltern ist die Tatsache, dass ein neugeborenes Baby den bestehenden Tagesplan der Erwachsenen durcheinanderbringt. Sie haben bereits feste Zeitpläne, Zeiten, in denen Sie es gewohnt sind, aufzustehen, zu essen oder schlafen zu gehen. Wir als Erwachsene folgen einem täglichen Rhythmus. Unsere Essenszeiten bestimmen sogar irgendwann, wann wir Hunger bekommen. Denn unser Körper gewöhnt sich an Routine und passt sich ihr an. Ein Baby jedoch kennt noch keine Routinen. Es hat Hunger oder ist müde, gerade, wie es in seiner Natur liegt. Das kann mit dem elterlichen Tagesablauf kollidieren.

Häufig hört man den Rat, das Kind frühzeitig – am besten gleich nach der Geburt – an feste Zeiten zu gewöhnen. Eltern führen Stilltagebücher und geben bestimmte Stillrhythmen vor. Häufig empfehlen sogar Hebammen, nach und nach vorgegebene Stillabstände einzuplanen, damit das Kind in einen vernünftigen Tagesrhythmus findet. Auch bemühen sich viele Eltern, dem Baby rechtzeitig einen Tag-Nacht-Rhythmus anzutrainieren, der dem unsrigen entspricht. Der Wunsch, der dahintersteht, ist, das Kind in den gewohnten Tagesablauf zu integrieren. Viele Eltern versprechen sich davon etwas mehr Entspannung, weniger Stress.

An dieser Stelle müssen Sie sich jedoch ernsthaft die Frage stellen, ob es nicht stressfreier ist, den natürlichen Rhythmus, den das Baby vorgibt, anzunehmen.

Für das neugeborene Baby ist diese Welt verwirrend. Im Mutterleib gab es keine Tageszeiten, keine Essenszeiten. Alles erfolgte automatisch. Dass es Bedürfnisse gibt, die nicht automatisch erfüllt werden, sondern negative Empfindungen wie Hunger, Müdigkeit, Unruhe, Ängstlichkeit oder Einsamkeit erzeugen, ist für das Kind eine schlimme Erfahrung. Es verlässt sich von Anfang an darauf, dass seine Eltern ihm zu Hilfe eilen. Ein künstlicher Zeitplan ist etwas, dass ein so kleines Baby nicht versteht. Alles, was es erfährt, ist, dass es einmal, wenn es hungrig ist, trinken darf, und ein anderes Mal nicht. Der natürliche Rhythmus, der jedem Neugeborenen automatisch innewohnt, wird dadurch gestört.

Vertrauen Sie auf die Instinkte, die dem Menschen von Natur aus mitgegeben werden. Ein Baby wird niemals gestillt werden wollen, wenn es nicht wirklich Hunger hat. Und wenn es Hunger verspürt, so können Sie sich auf die kindliche Intuition verlassen, dass es genau das ist, was es braucht.

Jedes Kind ist anders. Nicht jedes kann den gleichen Rhythmus haben. Bei manchen besteht ein ausgeprägteres Schlafbedürfnis als bei anderen. Manche brauchen mehr Nahrung, manche weniger. Zudem verlangen auch Wachstumsschübe und Entwicklungsschritte immer wieder eine Anpassung der Still- und Schlafenszeiten. Wenn Sie sich darauf einlassen, die Bedürfnisse Ihres Kindes dann zu stillen, wenn es diese anmeldet, vertrauen Sie seiner Intuition und erhalten das Gefühl der Sicherheit.

Die menschliche Intuition ist in dieser frühen Lebensphase extrem stark ausgeprägt. Ihr Kind spürt, was es braucht. Und es wird von ganz allein einen Tag-Nacht-Rhythmus entwickeln und auch zu regelmäßigen Essenszeiten übergehen, ohne jegliche Steuerung von außen. Indem Sie dieses akzeptieren, gelingt es Ihnen leichter zu entspannen und sich und Ihrem Kind jeden unnötigen Stress zu ersparen.

Das kindliche Schreien

Zweifelhafter Erziehungsratschlag:

„Man muss ein Kind auch mal schreien lassen. Das stärkt die Lungen."

Über das Schreienlassen eines Babys gibt es kontroverse Ansichten. Doch ein Baby einfach schreien zu lassen, bedeutet schlichtweg, es in seinen Nöten im Stich zu lassen. Für ein Kind ist dies eine traumatische Erfahrung. Es erhält die Botschaft: Niemand kümmert sich um dich. Die Entwicklung der Lungen wird dadurch im Übrigen überhaupt nicht positiv unterstützt.

Schreien ist das stärkste Signal, dessen sich das Baby bedienen kann. Der Grund, aus dem es in seinen ersten Lebensmonaten schreit, ist immer ein Bedürfnis, das gestillt werden will. Die Ursachen für das Schreien können vielseitig sein: So schreit das Baby sowohl aus Hunger als auch, wenn ihm etwas wehtut. Letzteres erkennen Sie als Eltern meist daran, dass das Schreien schrill, oft schlagartig erfolgt. Baby schreien jedoch auch, wenn sie ein starkes Bedürfnis nach Nähe haben, wenn sie in den Arm genommen oder getragen werden, wenn sie nicht allein schlafen wollen usw.

Vielleicht fragen Sie sich als Eltern, ob Sie dem kindlichen Schreien immer folgen müssen. Sie werden womöglich schon Ratschläge gehört haben wie: „Lass das Kind ruhig auch mal schreien, das stärkt die Lungen." Oder: „Babys muss man auch mal schreien lassen, sonst werden sie zu verwöhnt." Beides ist ein Irrtum. Es gilt als medizinisch bestätigt, dass das Schreien die Lungen eines Babys keinesfalls stärkt. Im Normalfall müssen die Lungen auch gar nicht gestärkt werden, sie entwickeln sich bei einem gesunden Kind ganz von allein.

Auch ist es nicht möglich, ein Neugeborenes zu verwöhnen. Verwöhnen als solches ist nur möglich, wenn ein Kind bereits in einem Alter ist, in dem es die Aktion und Reaktion bewerten und sein Verhalten darauf gezielt steuern kann. Es versteht sich jedoch von selbst, dass dies bei einem Baby von wenigen Wochen nicht der Fall ist.

Werten Sie das kindliche Schreien einfach als klares, verzweifeltes Signal. Dann werden Sie sicher auch die Frage beantworten können, ob Sie Ihr Kind schreien lassen möchten.

Sollten Sie Ihr Baby schreien lassen?

Wenn Sie Ihr Baby schreien lassen, ohne auf seine Bedürfnisse einzugehen, lernt Ihr Baby nichts. Es macht jedoch die Erfahrung, dass es in seinem Kummer alleingelassen wird. Es ist hilflos und verzweifelt. Niemand nimmt sich seiner an. Damit fehlt ihm jedes Grundvertrauen. Macht ein Mensch in dieser ersten Beziehung zu seinen Eltern die Erfahrung, dass seine Bedürfnisse nicht ernstgenommen werden, prägt dies jede spätere Beziehung. Es wird dem Kind später schwerfallen, sich auf andere Menschen einzulassen. Diese frühe Vernachlässigung kann im Erwachsenenalter zu Unsicherheit, Einsamkeit, Verschlossenheit und fehlendem Selbstwertgefühl, in schweren Fällen sogar bis zu Depression und anderen psychischen Erkrankungen führen.

Wie die Bedürfnispyramide bereits gezeigt hat, besteht bei einem Kind neben den Grundbedürfnissen nach Nahrung, Schlaf und Pflege auch ein tiefes Bedürfnis nach Zuneigung und körperlicher Nähe. Für ein Baby gilt dies umso mehr, als ihm im Mutterleib der nur denkbar engste Körperkontakt zuteilwurde. Aus diesem Grund kann es auch sein, dass Ihr Kind zwar satt und ausgeschlafen ist, aber weint, weil es die körperliche Nähe sucht, getragen werden oder nahe bei Ihnen schlafen möchte. Und gerade hierin sind sich viele Eltern hinsichtlich eines möglichen Verwöhnens unsicher. Dass Nahrung wichtig ist, würde niemand bestreiten, doch sollte ein Kind nicht lernen, auch mal allein liegen zu bleiben?

Dabei dürfen Sie nicht vergessen, dass Zuneigung ein Grundbedürfnis ist. Wenn Sie Ihr Kind schreien lassen, wenn es nichts weiter als Trost und Geborgenheit sucht, ist dies ein Akt der Grausamkeit. Zuneigung gilt als das wichtigste emotionale Grundbedürfnis. Das Besondere an der Eltern-Kind-Beziehung ist, dass diese Zuneigung bedingungslos ist. Die wichtigste Erfahrung, die Kinder machen dürfen, ist die, dass die Eltern mit ihrer Liebe immer da sind, ganz gleich, was das Kind ausgefressen haben mag. Für ein Neugeborenes ist es das Wichtigste, unmittelbar körperliche Nähe erfahren zu dürfen, wenn es sich danach sehnt. Das ist der Kern der bedürfnisorientierten Erziehung.

Je mehr Zuneigung Sie Ihrem Kind zeigen, umso mehr ziehen Sie es zu einem Menschen groß, der tiefe Zuneigung empfinden und diese anderen weitergeben kann. Das ist die Basis gesunder sozialer Beziehungen, das Fundament eines glücklichen Lebens. Psychologische Untersuchungen zeigen, dass Menschen, deren Grundbedürfnis nach körperlicher Nähe und Zuneigung in der Kindheit erfüllt wurde, selbst als Eltern umso liebevoller mit den eigenen

Kindern umgehen können. Zwar ist Zuneigung durchaus eine Fähigkeit, die man auch im späteren Verlauf seines Lebens erlernen kann, doch das ist umso schwieriger. Je liebevoller und bedürfnisgerechter ein Kind aufwachsen durfte, umso offener und liebevoller geht es durch die Welt.

Wenn Sie Ihr Kind nicht schreien lassen wollen, ist das also die liebevollste Entscheidung, die Sie treffen können. Doch was ist, wenn es Ihnen schwerfällt, das Bedürfnis des Kindes zu erahnen oder es nicht stillen können? Nicht immer gelingt es Eltern, ihr Kind sofort zu beruhigen.

Sollte Ihr Kind schreien, ohne dass Sie den Grund dafür kennen, sollten Sie nach dem Ausschlussverfahren handeln und alle Bedürfnisse überprüfen. Ist das Kind satt? Könnte ihm etwas wehtun? Beruhigt es sich bei Körperkontakt? Ist ihm vielleicht zu warm oder zu kalt? Wenn sich die Ursache für das Schreien nicht finden lässt, neigen viele Eltern dazu, verschiedene Beruhigungsvarianten auszuprobieren. Sie tragen das Kind, schaukeln es, gehen auf und ab usw. Das mag gut gemeint sein, kann jedoch dazu führen, dass das Kind zu vielen verschiedenen Reizen ausgesetzt und daher immer unruhiger wird.

Setzen Sie sich selbst nicht unter Druck. Sofort zu reagieren bedeutet nicht unbedingt, jedes Bedürfnis auch sofort befriedigen zu können. Es kann bereits ausreichen, das Kind nicht allein zu lassen, es in den Arm zu halten und ihm nahe zu sein. Bleiben Sie ruhig, dann wird sich diese Ruhe auch auf das Kind übertragen.

Schreikinder

Zweifelhafter Erziehungsratschlag:

„Mit Schreikindern stimmt etwas nicht."

Haben Sie diese Theorien auch schon gehört? Schreikinder sind gefürchtet, weil man sich die Ursache für das andauernde Schreien bislang kaum erklären konnte. Hilflosigkeit, Überforderung und Selbstvorwürfe begleiteten dieses Phänomen jahrzehntelang. Dabei ist das „Schreikind" nichts Anomales und nichts, was Sie nicht mit einer liebevollen und bedürfnisorientierten Erziehung in den Griff bekommen können. Der verständnisvolle Blick auf Ihr Kind hilft Ihnen als Eltern darüber hinaus, mit dieser Herausforderung besser umzugehen.

Es gibt viele Eltern, die mit einem sogenannten Schreikind vor eine besondere Herausforderung gestellt werden. Von einem Schreikind spricht man, wenn ein Baby über mehr als drei Wochen häufiger als an drei Tagen mehr als drei Stunden schreit.

Die Schwierigkeit besteht darin, dass sich Eltern und auch Kinderärzte bislang nicht sicher waren, welches die Gründe für das anhaltende Schreien waren. Die Grundbedürfnisse scheinen alle gestillt, trotzdem schreien diese Babys oft ohne erkennbaren Grund lange und anhaltend. Für Eltern stellt dies eine große nervliche Belastung dar, weil sie sich hilflos fühlen und nicht wissen, wie sie ihr Baby beruhigen können. Dieses Phänomen tritt in der Regel nur in den ersten drei Lebensmonaten auf und verflüchtigt sich dann.

Man nahm früher an, dass das Schreien von Verdauungsproblemen herrührte, deshalb sprach man in diesem Zusammenhang auch von den Dreimonatskoliken. Eine weitere Theorie lautet häufig, das Kind reagiere auf diese Weise auf Stress und Unruhe der Mutter. Häufig werden Zusammenhänge zwischen einer stressigen Schwangerschaft und einem Schreikind hergestellt.

Tatsächlich ist zumindest zu beobachten, dass das Schreien bei diesen Kindern ausgeprägter ist, je gestresster und unruhiger die Mutter bzw. die Eltern sind. Doch das ist nicht der Grund für ein Schreikind. Mutter und Kind sind auf emotionaler Ebene eng miteinander verbunden. Die Emotionen der Mutter übertragen sich stets auch auf das Baby. Es liegt nahe, dass Mütter von Schreikindern gestresster sind. Dieser Stress überträgt sich wiederum auf das Kind, das dann noch weniger gut beruhigt werden kann.

Heute geht man davon aus, dass Schreikinder in Wahrheit an einer Regulationsstörung leiden und Schwierigkeiten haben, Schlaf- und Wachphasen zu entwickeln. Aus diesem Grund ist das Phänomen auch nur auf die ersten drei Lebensmonate beschränkt. Danach haben auch diese Kinder ihre Schlaf- und Wachphasen reguliert.

Das Schreikind kann im Rahmen einer bedürfnisorientierten Erziehung erfahrungsgemäß besser begleitet und beruhigt werden. Auch wenn diese Kinder Schlaf- und Wachphasen nicht regulieren können, wirkt ein erzwungener Rhythmus kontraproduktiv und versetzt das Kind noch mehr in Unruhe. Indem Sie es bedürfnisgerecht großziehen, akzeptieren Sie seine Bedürfnisse und begleiten es in dieser für das Kind anstrengenden Phase. Es ist wichtig, das Baby zu tragen und zu halten und für es da zu sein – und zwar immer dann, wenn das Baby dem jeweiligen Bedürfnis Ausdruck verleiht. Das erfordert ein hohes Maß an Aufmerksamkeit und Sensibilität. Legen Sie Ihr Baby in eine Schlafposition, wenn es müde erscheint, und nicht als willkürlicher Versuch, es in seinem Weinen zu beruhigen. Es spielt in diesem Moment keine Rolle, welche Tageszeit gerade vorherrscht. Lassen Sie Ihr Kind also ruhig tagsüber schlafen, wenn es Anzeichen von Müdigkeit zeigt. Nehmen Sie es hoch und tragen Sie es, wenn es ganz offensichtlich körperliche Nähe sucht. Dieses elterliche Verhalten, diese Form der Zuwendung beruhigen Ihr Kind auf die beste Weise. Eltern, die ihr Kind bedürfnisgerecht erziehen, gehen mit einer entspannten und akzeptierenden Einstellung heran. Sie setzen sich keine Ziele, definieren nicht vorab, wie oft und wie lange ein Kind in welchen Abständen schlafen muss, sondern nehmen das Baby mit seinen Bedürfnissen so an, wie es ist. Diese Ruhe überträgt sich auch auf das Kind, sodass ihm in dieser Phase besser geholfen werden kann.

Sollten Sie ein Schreikind haben, ist Ruhe und Akzeptanz also der beste Weg. Vermeiden Sie es, Ihr Kind einfach schreien zu lassen, auch wenn Sie ihm augenscheinlich nicht helfen können. Halten Sie es, wenn das Kind dieses möchte, sprechen Sie leise mit ihm und sorgen Sie dabei für größtmögliche körperliche Ruhe.

Das ist die beste Methode, diesen besonderen Bedürfnissen Ihres Kindes gerecht zu werden.

Stillen

Zweifelhafter Erziehungsratschlag:

„Ein Baby sollte schnellstmöglich lernen, feste Essenszeiten einzuhalten und nicht ständig an der Brust hängen."

Gegen diese These spricht, dass Hungergefühle sich nicht steuern lassen. Da sich jedes Kind individuell entwickelt und ebenso individuelle Bedürfnisse hat, gibt es keine festen Regeln. Der einzige Indikator, dem Eltern vertrauen können, sind die kindlichen Signale. Diese sind dafür umso verlässlicher. Zudem ist das Stillen mehr als nur ein Akt der Nahrungsmittelaufnahme. Es stellt einen wesentlichen Bestandteil des Bondings dar.

Das Stillen gehört zu den sieben B's des Attachment Parenting. Es ist selbstverständlich die natürlichste Weise, das Baby zu ernähren. Muttermilch enthält alle Nährstoffe, die das Baby braucht. Damit hat uns die Natur alles mitgegeben, was wir benötigen, um unsere Kinder in den ersten Lebensjahren gesund großzuziehen.

Doch es geht beim Stillen nicht allein um das Grundbedürfnis nach Nahrung. Vielmehr werden bei diesem Vorgang die Grundbedürfnisse nach Nähe und Zuneigung ebenso erfüllt. Auf dieser Ebene findet eine sehr intuitive, jedoch intensive Form der Kommunikation und Bindungsbildung statt.

Bonding beim Stillen

Zweifelhafter Erziehungsratschlag:

„Das Anlegen nach der Geburt ist überbewertet und muss auch nicht erfolgen, wenn die Mutter sowieso nicht stillen will.“

Das ist tatsächlich ein großer Irrtum. Wir wissen heute, wie wichtig das Anlegen in der Golden Hour of Bonding ist und welche Rolle es in der Mutter-Kind-Beziehung spielt. Das Prinzip des Bondings funktioniert selbstverständlich auch, wenn die Mutter nicht stillen will oder wenn spätere Probleme das Stillen verhindern.

Stillen leistet einen wesentlichen Beitrag zum Bonding. In der Golden Hour of Bonding, den ersten Momenten nach der Geburt, wird das Kind direkt auf den nackten Oberkörper der Mutter gelegt und angelegt. Es ist ein natürlicher Reflex des Kindes, sofort mit dem Saugen zu beginnen. Auf biologischer Ebene ist dieser Vorgang wichtig, um den Milcheinschuss zu fördern. Auf emotionaler Ebene entsteht gerade durch diesen Vorgang des Stillens eine einzigartige körperliche Nähe zwischen Mutter und Kind, ein starkes Band und ein tiefes Verstehen.

Die meisten Mütter empfinden diesen Moment als besonders emotional und innig. Wichtig ist dabei, sich selbst und dem Kind viel Ruhe zu schenken, den Moment des Stillens zu genießen und sich keinem Druck auszusetzen. Das gilt nicht nur für das erste Stillen, sondern auch, wenn möglich, bei jedem weiteren Mal.

Das Stillen ist für das Kind ein wichtiges Ritual. Das Saugen an der Mutterbrust schenkt ihm Ruhe und Geborgenheit. Aus diesem Grund nuckeln Kinder auch an ihrem Fäustchen oder anderen Dingen, um sich zu beruhigen.

Stillen nach Bedarf

Zweifelhafter Erziehungsratschlag:

„Es ist wichtig, schnellstmöglich einen regelmäßigen Still-Rhythmus zu entwickeln.“

Diesem Irrglauben unterliegen nach wie vor viele Menschen, die davon ausgehen, dass das Neugeborene wie wir auch zu einer gesunden Entwicklung regelmäßige Mahlzeiten und ausreichend Abstände für die Verdauung benötigen. Doch Befürchtungen, das Baby zu verwöhnen, wenn man es nach Bedarf stillt, sind völlig unbegründet. Im Gegenteil: Stillen nach Bedarf ist die ideale Methode, um Ihrem Kind in jeder Entwicklungsphase das zu geben, was es braucht.

In der bedürfnisorientierten Erziehung wird Ihr Baby nach Bedarf gestillt. Das bedeutet, so oft und so lange, wie es Ihnen und Ihrem Baby guttut. Ein Baby kann auf diese Weise nicht überfüttert werden, weil es instinktiv nur so viel zu sich nimmt, wie es braucht. Es geht dem Baby nicht allein darum, satt zu werden, sondern auch und vor allen Dingen um den Trost, die Geborgenheit und die intensive Nähe zur Mutter. So kann es sein, dass gerade in Entwicklungsphasen und bei Wachstumsschüben das Kind häufiger an die Brust möchte. Das liegt zwar einerseits daran, dass gerade bei solchen Wachstumsschüben ein erhöhter Nährstoffbedarf besteht, andererseits aber auch daran, dass das Kind einiges zu verarbeiten hat. Das Stillen lässt es zur Ruhe kommen und sich in seinem Tempo entwickeln.

Sie wissen bereits, dass Zeitpläne nicht förderlich sind. Vertrauen Sie darauf, dass Ihr Kind den eigenen Bedarf intuitiv kennt. Nehmen Sie es daher an die Brust, wann immer es das möchte. Es ist schließlich eine ursprüngliche Form der Zusammengehörigkeit, wenn die Mutter ihr Neugeborenes nährt.

Zelebrieren Sie den intimen Moment des Stillens. Sorgen Sie dafür, dass Sie und Ihr Kind die größtmögliche Ruhe genießen können, ohne Ablenkung von außen, ohne Stress oder Hektik. Halten Sie das Kind dicht an sich gedrückt. Im privaten Bereich spendet Hautkontakt dem Kind besonders viel Geborgenheit. Nutzen Sie dieses Wissen, wann immer es Ihnen möglich ist. Sie können während des Stillvorgangs leise und liebevoll mit Ihrem Kind sprechen. Das Baby liebt die Stimme der Mutter, die es bereits aus dem Mutterleib kennt.

Ist das Baby müde, kann es während des Stillens einschlummern. Das ist völlig in Ordnung. Im Normalfall müssen Sie das Babys nicht künstlich wachhalten, wenn es das Bedürfnis nach Schlaf verspürt. Nehmen Sie den Rhythmus an, den das Kind Ihnen vorgibt. Sie werden feststellen, dass es Phasen gibt, in denen das Baby häufiger an die Brust möchte, dabei aber weniger trinkt. In anderen Phasen wiederum trinkt es sich satt und kann dann auch über mehrere Stunden nicht mehr gestillt werden wollen.

All dies hängt davon ab, wie das Baby seinen Tag erlebt hat. Gab es viel zu sehen und zu verarbeiten? Hat es sich weiterentwickelt? Ist es müde und braucht es zurzeit mehr Schlaf? Sie können als Eltern nicht hellsehen, ob Ihr Baby gerade mehr Schlaf oder mehr Milch braucht. Deshalb ist es in der bedürfnisorientierten Erziehung so wertvoll, die Signale des Kindes ernst zu nehmen und dann auf seine Wünsche zu reagieren, wenn es diesen Ausdruck verleiht.

In der heutigen Zeit sind Eltern mehr und mehr gleichberechtigt an der Erziehung eines Kindes beteiligt. Es liegt in der Natur der Menschen, dass der Vater das Kind nicht stillen kann. Dennoch kann auch er eine Bindung durch die Imitation dieses Vorganges aufbauen. Dafür wird in der Golden Hour of Bonding auch dem Vater das Baby auf den nackten Oberkörper gelegt. Wie bereits erwähnt, geht es hier nicht allein um die Nahrungsaufnahme. Allein das Kuscheln Haut an Haut an jenem Körperteil, den die Natur für die Nahrungsaufnahme vorgesehen hat, reicht schon aus, um eine tiefe Bindung zu erzeugen. Um das Baby zu beruhigen, können auch Väter diese Position einnehmen.

Im Familienkreis können Sie auch den Vater in den Vorgang des Stillens miteinbeziehen, indem die Eltern eng gekuschelt beieinandersitzen, während beide den Hautkontakt zum Kind behalten. Auch hier genießen die meisten Babys die Geborgenheit, die ihnen durch ihre Eltern auf diese Weise geschenkt wird.

Aus verschiedenen Gründen kann es sein, dass Eltern Muttermilch abpumpen und mit dem Fläschchen verabreichen. Manchmal klappt es mit dem Stillen auch nicht so wie gewünscht, oder man entscheidet sich aus anderen Motiven nicht zu stillen. Wird das Baby mit dem Fläschchen gefüttert, entspricht dies zwar nicht unbedingt den Grundprinzipien des Attachment Parenting, aber es gibt dem Vater zumindest in einem solchen Fall ebenfalls die Möglichkeit, das Kind zu füttern und dabei die intensive körperliche Nähe zu genießen.

Wird das Baby beim Stillen satt?

Zweifelhafter Erziehungsratschlag:

„Als Mutter müssen Sie aufpassen, dass das Kind auch wirklich satt wird."

Ein Kind, das regelmäßig gestillt und dennoch nicht ausreichend ernährt wird, ist sicher ein Albtraum für viele Eltern. Doch dabei vergessen sie, dass das Sättigungsgefühl eines Babys nicht dem unsrigen gleicht. Wenn Sie das Gefühl haben, dass das Baby nicht genug Nahrung zu sich genommen hat, lassen Sie es sich erholen und legen Sie es zu einem späteren Zeitpunkt noch mal an.

Gerade was die Sättigung angeht, sind sich viele Mütter unsicher. Sie fragen sich, ob das Baby überhaupt richtig satt wird. Bekommt es das, was es für seine gesunde Entwicklung braucht? Warum weint es weiter, obwohl es gerade gestillt wurde?

Diese Fragen zu beantworten, ist gerade deshalb komplex, weil das Stillen eben nicht allein der Nahrungsaufnahme dient.

Es ist für den Beginn völlig normal, dass ein wenige Tage altes Baby häufiger angelegt werden muss und dabei sehr wenig trinkt. Das Saugen ist zunächst einmal ein anstrengender Vorgang, der das Baby zu Beginn erschöpft. Das ist nicht negativ, denn diese „Anstrengung" ist für die Entwicklung des Babys wichtig. Zudem ist der Appetit gerade in den ersten Tagen noch nicht so ausgeprägt. Vertrauen Sie auch hier darauf, dass Ihr Baby genau das einfordert, was es braucht.

Es kann natürlich auch vorkommen, dass die Muttermilch aus irgendeinem Grund nicht ausreicht, dass nicht genügend Milch produziert wird oder das Baby zu schwach ist, um richtig zu saugen (beispielsweise, wenn nach der Geburt eine Gelbsucht vorliegt). Aus diesem Grund ist es wichtig, nach der Entbindung eine Hebamme oder Stillberaterin zur Seite zu haben, die den Vorgang beobachtet.

Sie merken jedoch an den Signalen des Kindes selbst, wenn es wirklich nicht satt werden sollte. Ein Baby, das durch den Stillvorgang Befriedigung erfährt, nuckelt gleichmäßig, zu Anfang stärker und schneller, dann mit eintretender Sättigung langsamer. Sie merken, wie das Saugen das Kind beruhigt, wie es sich entspannt. Ist es noch klein, wird es beim Trinken eindösen. Ältere Babys, die ihr Umfeld bereits bewusst wahrnehmen, fangen an, sich während des Saugens umzusehen und vielleicht mit anderen Dingen zu beschäftigen.

Bleiben Sie aufmerksam. Legen Sie das Baby an, wenn es das Bedürfnis nach Stillen signalisiert, und lassen Sie es so lange saugen, wie es möchte.

Sie haben das Baby erst vor kurzem gestillt, und nun will es wieder an die Brust? Das bedeutet nicht zwangsläufig, dass es nicht satt geworden ist. Das natürliche Saugbedürfnis des Babys, das über den reinen Ernährungszweck hinaus geht, besitzt eine große Bedeutung in der Entwicklung. Dieses non nutritive Saugen stimuliert die Brust und damit auch den Milchfluss, der im Laufe der ersten Monate immer wieder neu reguliert und mit Nährstoffen angereichert werden muss.

Neugeborene Babys wollen durchschnittlich acht- bis zwölfmal innerhalb von 24 Stunden angelegt werden. Das ist also nichts Ungewöhnliches. Darauf sollten Sie sich als Mutter einlassen. Auch wenn das Baby noch öfter nach dem Stillen verlangt, sollten Sie dieses als sein Bedürfnis ansehen, dem Sie nachkommen.

Stillepisoden sind normal. Während einer solchen beginnt das Baby zu trinken, döst aber dann weg. Nach kurzer Zeit wacht es auf und trinkt wieder weiter. Dieser Vorgang kann sich mehrmals wiederholen und zieht das Stillen womöglich in die Länge. Auch in diesem Fall müssen Sie sich keine Sorgen machen, dass Ihr Kind nicht satt werden könnte. Das sogenannte Clusterfeeding lässt sich in der Regel eher in der zweiten Tageshälfte beobachten.

Vielleicht haben Sie das Gefühl, durch das ständige Stillbedürfnis des Babys in einen regelrechten Stillmarathon zu verfallen. Doch das häufige Stillen in den ersten Lebenswochen ist ungemein wichtig für das Baby, aber auch für die stillende Mutter. Durch das ständige Saugen wird das Hormon Prolaktin ausgeschüttet, welches die Milchbildung anregt. Nach etwa drei Wochen wird Ihr Baby einen Wachstumsschub haben. Auch dann wird es mehr Milch benötigen, es beginnt wieder in kürzeren Abständen zu saugen, um abermals die Prolaktinausschüttung anzuregen.

Stillen zum Einschlafen

Zweifelhafter Erziehungsratschlag:

„Stillen zum Einschlafen wird schnell zu einer Gewohnheit. Das Baby wird verwöhnt und trinkt, ohne hungrig zu sein.“

Das Baby ist satt und will dennoch zum Einschlafen an die Brust? Dies ist keineswegs ein Anzeichen dafür, dass Sie Ihr Kind verwöhnt haben. Das Stillen stellt nicht nur eine Methode zur Nahrungsmittelaufnahme dar, sondern stillt zudem weitere Grundbedürfnisse Ihres Babys. Dazu zählen Bindung, Körperkontakt und Beruhigung sowie das Ausbilden von Routinen, welche beim Einschlafen helfen.

Da das Stillen nicht nur den Hunger und den Nahrungsmittelbedarf des Babys stillt, sondern auch zu seiner Beruhigung beiträgt, ist es ein völlig normales Phänomen, dass Babys gerne in den Schlaf gestillt werden. Doch man hört immer wieder den Ratschlag, man solle das Baby nicht daran gewöhnen, die Brust als Einschlafhilfe zu nutzen. Es gibt Menschen, die dies als eine Form des Verwöhnens ansehen, die in dieser Gewohnheit die Gefahr sehen, das Baby könnte das Ritual selbst so verinnerlichen, dass es ohne echten Bedarf nach der mütterlichen Brust verlangt.

Sie können auch hier der natürlichen Intuition Ihres Babys vertrauen, das keine Vorstellung von einem Ritual hat und lediglich das verlangt, nach dem es ein Bedürfnis verspürt.

Im Falle des Stillens darf dies durchaus auch das Bedürfnis nach Nähe und Geborgenheit sowie nach Beruhigung sein.

Natürlich sehnen sich Mütter neugeborener Babys danach, wieder eine Nacht durchzuschlafen. Aus diesem Grund greifen viele nachts lieber zu einer Flasche und füttern zu, um dem Kind das nächtliche Stillen abzugewöhnen. Doch es gibt gute Gründe dafür, hier etwas Durchhaltevermögen aufzubringen. Bedenken Sie, dass Ihr Baby einen sehr kleinen Magen hat und im Laufe des Tages daher noch nicht genügend Kalorien zu sich nehmen kann, um den Bedarf der gesamten Nacht zu decken.

Das nächtliche Stillen regt zudem die Milchbildung weiter an, da in der Nacht der Prolaktingehalt besonders hoch ist. Trinkt das Baby in dieser Zeit regelmäßig, so werden die für die Milchproduktion notwendigen Hormonrezeptoren aktiviert.

Es mag Ihnen anstrengend erscheinen, das Baby mehrmals in der Nacht anzulegen. Doch die Annahme, mit einem Fläschchen würden Sie mehr Schlaf bekommen, ist irrtümlich. Zum einen bewirkt das häufige Anlegen, dass die Muttermilch sich in ihrem Nährstoffgehalt immer wieder dem kindlichen Bedürfnis anpasst, sich die Nährstoffzusammensetzung also immer wieder verändert und sich auf die Bedürfnisse Ihres Babys optimiert. Pulvernahrung hingegen besitzt eine gleichbleibende Nährstoffzusammensetzung. Ihnen fehlen jegliche Indikatoren, um zu wissen, wann ein Wechsel auf eine andere Nährstoffzusammensetzung notwendig wird. Mutter Natur regelt diese Herausforderung automatisch und unmerklich.

Zudem unterschätzen viele den Aufwand der Zubereitung einer Flaschennahrung. Die Zeit, die Sie dafür verwenden, fällt weg. Damit relativiert sich eine mögliche längere Stilldauer. Verschiedene Studien haben ergeben, dass stillende Mütter tatsächlich im Durchschnitt 45 Minuten mehr Schlaf pro Nacht bekommen.

Doch wie auch der Durchschnitt sein mag, wichtig ist, dass Sie auch hier liebevoll auf Ihr Baby eingehen und auch die nächtlichen Akte des Stillens hinnehmen. Akzeptieren Sie das Bedürfnis und genießen Sie die nächtlichen Momente der Intimität. Es bietet sich an, auch hier den Prinzipien des Attachment Parenting zu folgen und Ihr Baby dicht bei sich schlafen zu lassen. Das vereinfacht den Stillvorgang in den Nachtzeiten, gibt auch Ihnen größtmögliche Ruhe und lässt alles natürlicher gelingen.

Ist ein Brustwechsel sinnvoll?

Zweifelhafter Erziehungsratschlag:

„Beim Stillen müssen immer beide Brüste abwechselnd gegeben werden.“

Ihnen werden die kuriosesten Begründungen zu Ohren kommen, warum ein Brustwechsel beim Stillen notwendig ist. Es gibt die unterschiedlichsten Methoden, diese Anforderung auch zu erfüllen. Einige Frauen führen ein Stilltagebuch mit Angabe, welche Brustseite das Kind bei welcher Stilleinheit bekommen hat. Andere binden ein Schleifchen an den jeweiligen BH-Träger, um nicht zu vergessen, welche Seite als letzte dran war. Dabei ist der oft erwähnte Brustwechsel gar nicht so wichtig und häufig auch nicht empfehlenswert, denn es unterbricht das Kind bei einem Prozess, bei dem es sonst Ruhe und Entspannung erfährt.

Vorangegangenen Generationen hat man oft den Rat gegeben, beim Stillen immer beide Brüste gleichberechtigt zu behandeln. Auch heute noch denken viele, man solle beim Stillen dem Baby erst die eine Brust anbieten, dann, nach etwa der Hälfte der Stillzeit, das Stillen unterbrechen und einen Brustwechsel vornehmen. Die Idee hinter dieser Methode ist, die Brüste gleichmäßig zu leeren und damit zu gewährleisten, dass beide Brüste gleich viel Milch bilden.

Zunächst einmal muss erwähnt werden, dass es völlig normal ist, dass Brüste unterschiedliche Größen haben, erst recht während der Stillzeit. Auch ist es normal, dass eine Brust mehr Milch gibt als die andere, und dass Babys eine bestimmte Seite bevorzugen.

Im Sinne der bedürfnisorientierten Erziehung empfiehlt es sich nicht, einen Brustwechsel vorzunehmen, weil Sie damit den natürlichen Stillvorgang unterbrechen. Während des Stillens verändert sich der Fettgehalt der Milch. Die ersten Milchschlucke, die das Baby beim Saugen erhält, sind eher dünnflüssiger, sie haben einen niedrigeren Fettgehalt. Je länger und intensiver das Baby saugt, umso fetthaltiger wird die Milch, sodass schließlich eine Sättigung eintritt. Es kann also bei einem Brustwechsel sein, dass das Baby zunächst die fettärmere Variante bekommt und bereits zur anderen Seite wechselt, ehe es in den Genuss der gehaltvolleren Milch kommt. Das bedeutet, das Baby fühlt sich zwar satt, hat jedoch nicht den Nährgehalt erhalten, den es braucht. Es wird dadurch also schneller wieder hungrig.

Zudem wird das Baby durch den Brustwechsel in seiner Ruhe gestört. Vermeiden Sie diese unnötige Störung. Lassen Sie Ihr Baby ruhig so lange trinken, wie es möchte und wie es aus der Brust noch ausreichend Milch bekommt. Ist es anschließend noch hungrig, wird es Ihnen das Signal geben, dass die Brust „leer" ist. Erst dann können Sie die Seite wechseln. Meist trinken Babys die zweite Brust nicht leer, weil sie satt sind. Das ist völlig normal. Hebammen empfehlen an dieser Stelle oft, beim nächsten Stillen die andere Brust zuerst zu nehmen, um beide Brüste für einen gleichmäßigen Milchfluss zu stimulieren.

Aber auch hier sollten Sie nicht allzu viel Druck auf sich und das Baby ausüben. Gestehen Sie Ihrem Kind durchaus zu, sich für die Seite der Brust zu entscheiden, an der es lieber trinkt. Sollte dabei eine Brust weniger geleert werden und möglicherweise schmerzen, können Sie sie mit der Hand leicht ausstreichen, um so für Erleichterung zu sorgen.

Achten Sie darauf, dass das Stillen für Sie und Ihr Baby immer ein entspannter und schöner Vorgang bleibt. Lassen Sie das zu, womit Sie beide sich wohlfühlen. Beobachten Sie Ihr Kind und geben Sie ihm das, was seinen individuellen Bedürfnissen entspricht. Es gibt kein „richtig“ oder „falsch“. Respektieren Sie die Bedürfnisse Ihres Kindes, gibt es auch kein „zu viel“ oder „zu wenig“.

Wenn das Baby beim Stillen beißt

Zweifelhafter Erziehungsratschlag:

„Wenn das Baby beißt, stimmt etwas nicht."

Schmerzhafte Bisse des Babys in die Brustwarze können die Innigkeit des Stillens stören und sogar den gesamten Stillvorgang infrage stellen. Dieses Beißen ist per se jedoch nicht besorgniserregend, wenn auch unangenehm. Die Ursachen können vielfältiger Natur sein. Die meisten lassen sich mit Geduld und Verständnis ermitteln und lösen.

Leider ist das Stillen nicht immer eine fried- und liebevolle Erfahrung. Relativ häufig kommt es vor, dass Babys im Alter von ein paar Monaten anfangen, während des Stillens in die Brustwarze zu beißen. Für die Mutter kann das eine sehr schmerzhafte Erfahrung sein. Sogar blutende Brustwarzen sind dann keine Seltenheit.

Für die Mütter stellt sich dann die Frage, woher diese offensichtliche Unruhe des Babys kommt. Warum beißt es? Und was können Sie als Betroffene dagegen tun?

Zunächst einmal muss Ihnen klar sein, dass Ihr Baby nicht zubeißt, um Ihnen gezielt wehzutun. Es bedeutet auch nicht unbedingt, dass es nicht gestillt werden möchte. Das plötzliche Beißen kann in sehr vielen Fällen mit dem Zahnen zusammenhängen. Das Wachsen der ersten Zähnchen sorgt für Unbehagen und ein ungewohntes Gefühl im Mund. Sie können dies beobachten, wenn das

Baby im Alter von drei bis vier Monaten beginnt, unruhig auf allem herumzukauen. Es verspürt einen Druck, den es mit den Kaubewegungen zu lindern versucht.

Das Beißen ist häufig auch ein Zeichen einer falschen Positionierung. Für das neugeborene Baby haben Sie in den ersten Tagen die ideale Stillposition gefunden, die Sie wahrscheinlich beibehalten haben. Doch mit den ersten Zähnen verformt sich der Kiefer. Es braucht nun eine andere Kopfhaltung, um optimales Saugen auch weiterhin zu gewährleisten.

Versuchen Sie also als Erstes eine andere Stillposition zu finden. Es könnte durchaus sein, dass sich damit das Problem des Beißens bereits erledigt hat. Achten Sie wie zu Beginn Ihrer Stillzeit genau darauf, wie Sie Ihr Baby anlegen. Beobachten Sie es beim Trinken. Welche Position scheint angenehmer zu sein? Beißt es in einer bestimmten Position nicht? Wird das Beißen vielleicht weniger? Auch hier braucht es etwas Geduld, um herauszufinden, was Ihr Baby braucht.

Eine mögliche Methode ist es, die Brust etwas weiter oberhalb des Köpfchens zu positionieren. Um saugen zu können, muss das Baby den Kopf etwas anheben. Automatisch wird der Kiefer dabei etwas nach vorne geschoben, der Mund weiter geöffnet. Beim Trinken nimmt das Kind somit die gesamte Brustwarze besser in den Mund und hat weniger die Möglichkeit, automatisch darauf zu beißen.

Ein anderer Grund für das Beißen kann ein gesteigerter Bedarf an Milch sein. Verspürt das Baby größeren Hunger, kann es aus Ungeduld heraus fester zupacken, denn normalerweise muss es etwas saugen, bis der Milchfluss einsetzt. Auch das ist sehr schmerzhaft. Versuchen Sie also, wenn Sie den Verdacht haben, dass dies der Grund sein könnte, durch leichte Massage und Streichen den Milchfluss selbst anzuregen, sodass die Milch für das Baby schneller fließt.

Langeweile könnte ebenfalls ein Grund für das Beißen sein. Selbst kleine Babys handeln oftmals aus einer Routine heraus. Sie lassen sich stillen, weil es in einer bestimmten Situation zum gewohnten Ritual gehört. Da sie vielleicht in dieser Situation aber keinen Hunger haben, kann der Beißreflex aus reiner Langeweile erfolgen. Gelangweilt auf etwas herumkauen ist eine Angewohnheit, die selbst erwachsene Menschen oft noch pflegen.

Vielleicht beißt Ihr Baby auch, um Ihre Aufmerksamkeit zu erregen. Als Mutter kann das Stillen im Laufe der Monate zur Routine werden. Während Sie in der Anfangszeit noch intensiven Blickkontakt mit dem Baby pflegten und beim Stillen vielleicht leise mit ihm sprachen, könnte es nun häufiger vorkommen, dass Sie abgelenkt sind und während des Stillens an etwas anderes denken. Ihr Baby spürt das. Es möchte Ihre Aufmerksamkeit wieder zurückgewinnen. Beißen stellt sich als sehr adäquate Methode dar, sich Ihre Aufmerksamkeit zu sichern.

Was immer die Gründe sind, Sie müssen die schmerzhafte Behandlung nicht hinnehmen. Sie sollten jedoch vermeiden, vor Schmerz laut aufzuschreien. Das ist zwar erst einmal ein natürlicher Reflex auf den Schmerz, kann sich aber negativ auswirken. Weder will das Baby Ihnen gezielt wehtun, noch ist ihm bewusst, dass es Ihnen Schmerz zufügt. Schreien Sie vor Schmerz auf, könnte das Baby erschrecken und das Stillen damit unterbrechen. Geschieht dies häufiger, könnte das Baby den Stillvorgang mit etwas Negativem verbinden und ganz damit aufhören. So oder so entsteht während des Stillvorgangs durch das

Beißen und die negative Reaktion eine schlechte Stimmung zwischen Ihnen und dem Baby. Es ist jedoch Ihrer beider Bedürfnis, das Stillen wieder zu dem Akt der Geborgenheit zu machen, den es immer darstellte.

Es hilft auch hier sehr genau, Ihr Kind zu beobachten. Das Beißen erfolgt nicht so plötzlich, wie es sich anfangs anfühlt. Während des Saugens kann das Baby anatomisch gesehen nicht zubeißen. Es muss, um zu beißen, den Saugvorgang unterbrechen. Diesen Moment können Sie nutzen, um sanft mit dem kleinen Finger an die Lippen des Babys zu greifen und so den direkten Biss zu verhindern. Dieser Eingriff kann auf vorausschauende und liebevolle Art erfolgen und Ihrem Kind damit signalisieren, dass es dieses Verhalten abstellen muss. So können auch Sie Ihr Bedürfnis nach einem liebevollen Stillvorgang erfüllen.

Verzieht das Baby während des Trinkens das Gesicht und beißt vielleicht dann zu, kann dies ein Signal sein, dass ihm die Milch nicht schmeckt. Das mag zunächst verwundern, doch tatsächlich kann der Geschmack der Muttermilch durch verschiedene hormonelle Einflüsse variieren.

Manche Mütter machen die Erfahrung, dass das ältere Baby nur beim Einschlafstillen zu beißen beginnt. Dies kann ein Signal dafür sein, dass das Stillen zum Einschlafen dem Baby in dieser Phase eher unangenehm ist, es einfach keine Lust dazu hat. Nicht immer bleiben nämlich Gewohnheiten und Wünsche gleich. Die Bedürfnisse Ihres Kindes können sich im Laufe der Zeit ändern, und was zu Anfang von dem Kind gewollt war, kann ihm zu einem späteren Zeitpunkt seiner Entwicklung nicht mehr ganz so willkommen sein. So gibt es zum Beispiel Kinder, die über Monate hinweg eng gekuschelt einschlafen wollen, dann aber plötzlich im Arm unruhig werden und sich vom Oberkörper der Mutter abzustoßen versuchen. Legt die

Mutter das Kind dann ins Bettchen, dreht es sich von allein um und schläft ein. Es gibt Kinder, die in einer späteren Phase lieber ihre Ruhe beim Einschlafen und keinen Körperkontakt haben wollen.

Bedürfnisorientierte Erziehung heißt, ständig offen zu sein für sich ändernde Bedürfnisse. Bleiben Sie immer mit Ihrem Kind in Kontakt. Beobachten Sie es und hören Sie nicht damit auf, seine Signale zu deuten. Je älter Ihr Kind wird, umso mehr können sich diese Signale wandeln. Mit etwas Übung erkennen Sie jedoch, ob Ihrem Kind etwas unangenehm ist oder ob es etwas Bestimmtes braucht.

Haben Sie nicht den Anspruch, immer auf alles die richtige Lösung parat zu haben. Trauen Sie sich, auch mal etwas auszuprobieren oder sich auf der anderen Seite auch von bestimmten Mustern zu verabschieden, wenn etwas Ihnen oder Ihrem Baby nicht wohltut.

Bedürfnisorientiert unterwegs stillen

Zweifelhafter Erziehungsratschlag:

„Es gehört sich nicht, in der Öffentlichkeit zu stillen."

Oder das Gegenteil:

„Wer sein Kind bedürfnisorientiert erzieht, stillt es immer und überall."

Beides sind recht radikale Aussagen, die nicht für jede Mutter Gültigkeit haben müssen. Ob und wie Sie in der Öffentlichkeit stillen, ist eine Entscheidung, die nur Sie und Ihr Baby treffen. Wenn Sie die Bedürfnisse von ihnen beiden berücksichtigen können, gestaltet sich das Stillen unterwegs zu einem stressfreien und natürlichen Vorgang.

Wenn Sie Ihr Baby nach Bedarf stillen, bedeutet dies auch, dass Sie Ihr Baby manchmal unterwegs stillen müssen. Das ist selbst in unserer heutigen Gesellschaft umstritten. Es gibt immer noch Menschen, die es unangemessen finden, ein Kind in der Öffentlichkeit zu stillen. Aus diesem Grund sind damit häufig Scham oder Unwohlsein verbunden.

Zunächst einmal ist es wichtig zu wissen, dass Sie das Recht haben, Ihr Kind immer und überall zu stillen. Wenn Ihr Kind Hunger hat, kann ihm niemand zumuten, mit der nächsten Nahrung zu warten, bis Sie wieder zu Hause sind. Auf der anderen Seite ist es für Mütter ebenso nicht zumutbar, ihren Tagesplan so legen zu müssen, dass sie zu Stillzeiten immer zu Hause sind.

Stillen Sie Ihr Kind also nach Bedarf, wann immer Ihr Baby das braucht.

Doch bedenken Sie, dass das Stillen in der Öffentlichkeit mit Stress verbunden sein kann. Es entspricht nicht dem Bedürfnis des Babys, in einer lauten Kulisse in unbequemer Haltung gestillt werden zu müssen. Fühlt sich die Mutter aus irgendeinem Grund nicht wohl, kann sich das ebenso auf das Baby übertragen.

Stillen Sie Ihr Baby daher unterwegs so, wie es Ihnen und Ihrem Kind am angenehmsten ist. Machen Sie sich keine Sorgen darum, was andere denken könnten. Es geht hierbei einzig und allein um die Bedürfnisse von Ihnen beiden.

Es empfiehlt sich, das Stillen zunächst zu Hause zu erproben. Gerade in der Anfangszeit funktioniert es bei vielen Müttern mit dem Stillen noch nicht so richtig. In der häuslichen Umgebung haben Sie die notwendige Ruhe, um die beste Position zu finden. Hat sich ein wenig Routine eingespielt, spricht nichts dagegen, Ihr Kind auch unterwegs zu stillen.

Suchen Sie sich für das Stillen in der Öffentlichkeit einen Ort, an dem Sie entspannt stillen können und sich wohlfühlen. Wie diskret und zurückgezogen der Stillvorgang sein sollte, ist allein Ihre Entscheidung. Manche Frauen haben kein Problem damit, Ihr Kind an einem Tisch im Café zu stillen, andere entspannen sich am besten vor den Blicken Fremder geschützt.

Und auch Babys haben hier unterschiedliche Bedürfnisse. Es gibt Babys, die selbstvergessen an jedem Ort der Welt gestillt werden können. Andere fühlen sich durch eine laute Geräuschkulisse abgelenkt oder sogar gestört. Probieren Sie hier einfach aus, was Ihnen beiden guttut.

Es ist gut, wenn Sie die Signale Ihres Babys frühzeitig erkennen. Beginnt das Kind unterwegs vor Hunger zu schreien, entsteht auf der Suche nach dem richtigen Ort schnell Stress. Sie kennen Ihr Baby am besten. Beginnen Sie bei den ersten Anzeichen sich anbahnenden Hungers, nach einem geeigneten Ort zu suchen und sich auf das Stillen vorzubereiten.

Geeignete Kleidung, die ein schnelles Anlegen ermöglichen, sind eine wichtige Voraussetzung. Bedenken Sie auch, dass Sie sowohl Ihren Oberkörper als auch das Köpfchen des Babys in der kühleren Jahreszeit vor der Kälte schützen müssen. Hier leisten ein Stilltuch oder ein großer Schal gute Dienste. Viele Mütter stillen Ihr Baby unterwegs gerne in einem Tragetuch. Je nach Wickeltechnik kann das Baby hier sehr komfortabel und unkompliziert gestillt werden, ohne dass es größeren Aufwands bedarf.

Jedes Baby hat ein anderes Bedürfnis nach Ruhe. Wenn das Kind in den Alltag integriert wird, wird gleichzeitig auch der Fokus verschoben. Es geht nicht mehr nur darum, wie das Kind möglichst bequem in den Alltag der Mutter oder des Vaters hineinpasst, sondern wie die Bedürfnisse des Kindes in diesem Alltag ungehindert gestillt werden können. Das mag sich für viele anfangs wie ein Balanceakt anfühlen, doch auch hier gibt Ihnen das Baby schnell eindeutige Signale. Gemeinsam lassen sich Lösungen finden, die mit etwas Liebe und Fürsorge gar nicht so kompliziert sind. Wenn Sie sich dafür entschieden haben, Ihr Kind bedürfnis- und bindungsorientiert zu erziehen, werden Sie feststellen, dass es deutlich stressfreier sein kann, auf die Intuition des Kindes zu vertrauen und auf seine Signale zu reagieren, statt ihm etwas aufzuzwingen und damit gegen seine Natur zu arbeiten.

Stillprobleme

Nicht immer funktioniert es mit dem Stillen von Anfang an reibungslos. Im Gegenteil: Mütter betreten hiermit sowohl körperlich als auch seelisch Neuland. Sie und das Kind müssen das Stillen erst noch lernen. Unsere Gesellschaft hat sich zu weit von ihrer Natur entfernt, sodass diese ursprüngliche Form der Ernährung nicht immer von allein beherrscht wird. Werfen wir auch hier einen Blick auf die Naturvölker, werden wir feststellen, dass das Stillen ein vollkommen natürlicher Vorgang ist, der die Bindung von Mutter und Kind stärkt und einen berechtigten Platz im sozialen Gefüge hat. Doch es ist ebenso natürlich, auf Anfangsschwierigkeiten zu stoßen und diese gemeinsam zu überwinden.

Stillprobleme führen dazu, dass viele Mütter das Stillen aufgeben, ihr Kind zufüttern oder ganz abstillen. Doch das muss nicht sein. Die meisten Stillprobleme lassen sich lösen.

Wenn zu wenig Milch da ist

Das wohl häufigste Anfangsproblem ist, dass der Milchfluss am Anfang noch nicht so stark ist und die Mutter befürchtet, das Kind könnte nicht satt werden. Der Milchfluss setzt häufig erst einige Stunden nach der Geburt verlangsamt ein. Noch mehr verzögert sich der Milcheinschuss bei Müttern, die ihr Kind per Kaiserschnitt zur Welt gebracht haben. Denn hier fehlt die größere Menge an milchbildenden Hormonen, die normalerweise während des Geburtsvorgangs ausgeschüttet wird. Doch durch Mutterschaft, Bonding und das direkte Anlegen setzt auch bei Kaiserschnitt-Gebärenden der Milchfluss ein, sodass auch sie bedenkenlos stillen können.

Grundsätzlich können die meisten Mütter genügend Milch bilden, um ihr Neugeborenes ausreichend zu stillen und mit allen Nährstoffen zu versorgen. Es gibt einige medizinische Gründe, weshalb Mütter nicht stillen können. Krankheiten und anatomische Fehlbildungen beim Baby können dazu gehören. Aus diesem Grund ist es wichtig, von Anfang an von einem Arzt/einer Ärztin, einer Hebamme und/oder einer Stillberaterin betreut zu werden, um etwaige medizinische Indikatoren für Stillprobleme auszuschließen oder gegebenenfalls behandeln zu können.

Sind Sie und das Baby gesund, spricht grundsätzlich nichts gegen das Stillen, und auch wenn anfangs noch nicht genügend Milch vorhanden ist, lässt sich dieses relativ leicht beheben.

Zur Milchbildung ist das direkte Anlegen nach der Geburt in der Golden Hour of Bonding elementar wichtig. Wie Sie bereits erfahren haben, erfolgt hier die notwendige Hormonausschüttung. Das Baby kann seinem Saugreflex folgen und damit den Milcheinschuss und die Milchbildung auslösen. Stillen Sie das Kind nach Bedarf. Ein Neugeborenes muss öfter angelegt werden. Es ist völlig normal, wenn das Kind anfangs alle zwei bis drei Stunden angelegt werden möchte. Viele Babys senden auch häufiger Signale. Erfüllen Sie dieses Bedürfnis, denn intuitiv spürt das Baby, wie viel Milch es braucht. Je öfter es angelegt wird, umso stärker wird die Brust stimuliert und sorgt für ausreichend Milch. Wenn Sie also das Gefühl haben, die Milchmenge reiche nicht aus, ist es kein Problem, das Baby häufiger anzulegen. Es wird durch viele kleine Portionen trotzdem satt, weil sein Bedarf in der Anfangszeit noch nicht so hoch ist. Nach und nach wird entsprechend dem kindlichen Bedürfnis die Milchmenge steigen.

Nicht genügend Milch zu haben, kann ein subjektives Gefühl sein, wenn Frauen wenig Erfahrung haben. Viele meinen, die Milch müsse von Anfang an ausreichen, um das Kind für mehrere Stunden zu sättigen. Andere deuten das häufige Stillbedürfnis des Babys in kurzen Abständen als Zeichen, dass es nicht richtig satt würde. Doch das häufige Stillen ist ein wichtiger Vorgang, um die Milchproduktion aufzubauen.

Ist tatsächlich zu wenig Milch da, kann es verschiedene Ursachen geben. Wie bereits beschrieben, können diverse Umstände bei der Geburt dazu führen, dass der Milchfluss verzögert eintritt. Legen Sie das Baby dann bewusst häufiger an. Es besitzt den natürlichen Instinkt zu saugen. Nach wenigen Tagen sollte sich der Milchfluss regulieren.

Bedürfnisorientiert zu stillen, heißt auch in diesem Fall, die Bedürfnisse der Mutter nicht aus dem Blick zu lassen. Das ist umso wichtiger, als die Gesundheit und das Wohlbefinden der Mutter für die Milchbildung mit verantwortlich sind. Die stillende Mutter sollte versuchen, sich so gut es geht auszuruhen. Andere Dinge wie Haushalt oder soziale Verpflichtungen spielen in der Anfangszeit eine untergeordnete Rolle und können vernachlässigt werden. Wichtiger ist, sich Ruhe zu gönnen, gesund zu ernähren und allein auf das Stillen zu konzentrieren. Auf diese Weise werden nicht nur das emotionale Band zwischen Mutter und Kind gestärkt und die Basis für eine intuitive, bedürfnisgerechte Kommunikation geschaffen, sondern es wird auch die Möglichkeit geboten, eine gesunde und stressfreie Stillbeziehung aufzubauen.

Wenn das Baby beim Stillen Unruhe zeigt

Ein Stillproblem, das meist etwas später auftritt, ist deutliche Unruhe des Babys beim Stillen. Das Wort

„Stillen“ impliziert bereits, dass es sich um einen ruhigen Vorgang handelt, bei dem Mutter und Kind entspannt sein dürfen. Ist das Baby während des Stillens oder unmittelbar danach unruhig, weckt das bei der Mutter die Sorge, es könnte ihm etwas fehlen.

Für die Unruhe des Babys kann es verschiedene Ursachen geben. Zunächst einmal kann es durchaus der Fall sein, dass die Unruhe eine rein subjektive Wahrnehmung der Mutter ist. Es ist ein Irrglaube zu denken, das Kind müsse während des Stillens vollkommen ruhig und entspannt sein. Neugeborene Babys, die selbst noch keine Stillroutine haben, zeigen sich häufig beim Anlegen unruhig, weil sie den Mund öffnen und mehrmals andocken, bevor sie schließlich saugen. Diese vermeintliche Unruhe ist lediglich ein Zeichen dafür, dass das Baby das richtige Anlegen selbst noch übt und einfach ein paar Anläufe benötigt, um den Mund in der richtigen Weise zu öffnen und die Brustwarze richtig in den Mund zu bekommen. Wichtig ist, hier auf die natürlichen Instinkte zu vertrauen, nicht gleich panisch zu werden und dem Kind die Zeit zu geben, die es braucht, um die richtige Position zu finden.

Als Unruhe deuten manche auch, wenn Babys häufig nur kurz trinken, dann wieder absetzen, zwischendurch eindösen, um dann erneut anzusetzen. Manche Kinder trinken zunächst intensiv und beginnen erst nach einiger Zeit, den Mund immer wieder von der Brust zu lösen. Das alles gehört zu einem völlig normalen Stillverhalten. Beobachten Sie Ihr Baby. Solange es mit dem Stillen zufrieden ist, nicht weint und insgesamt gesund ist, auch langsam zunimmt, besteht überhaupt kein Grund zur Sorge. Gerade aufgrund dieses unterschiedlichen Stillverhaltens ist es geboten, keine Erwartungen an sich und das Kind zu stellen. Lassen Sie sich von Ihrem Baby führen. Für Sie beide ist das Stillen eine neue Erfahrung.

Während Erwachsene schon verkopft sind, besitzen Babys noch alle natürlichen Instinkte, die dafür sorgen, dass das Kind das bekommt, was es braucht. Nehmen Sie sich Zeit für das Stillen. Unter Zeitdruck wachsen die Erwartungshaltung und die Unruhe, wenn das Kind nicht „effektiv" trinkt.

Dauern solche Stillepisoden grundsätzlich lange und ermüden die Mutter, ist das Tragen in einem Tragetuch hilfreich. Es gibt verschiedene Wickeltechniken, die es der Mutter ermöglichen, das Kind komfortabel so vor der Brust zu tragen, dass es bequem an diese heranreicht und trinken kann, wenn es das möchte. Auf diese Weise kann sich das Baby ausprobieren und ganz nach Bedarf saugen, während sich die Mutter dennoch frei bewegen kann. Das sogenannte Bonding Tuch ist eine gute Option, um beiden Bedürfnissen – denen von Mutter und Kind – gerecht zu werden.

Wenn das Baby allgemein etwas unruhig erscheint, empfiehlt es sich, besonders viel Hautkontakt anzubieten. Bedürfnisorientierte Erziehung begünstigt den natürlichen Stillvorgang. Lassen Sie Ihrem Kind viel Zeit, in der es Haut an Haut mit Ihnen liegen kann. In einem Tragetuch lässt sich das im Alltag gut umsetzen. Haut-an-Haut-Kontakt, das Trinken nach Bedarf, ständiger Zugang zur mütterlichen Brust und das Gefühl des Getragen-Werdens beruhigen das Baby und sorgen dafür, dass es besser trinkt. Das Baby trinkt, wenn es bereit dafür ist. Unruhe kann entstehen, wenn es zu einem Zeitpunkt angelegt wird, an dem es noch nicht bereit für die Brust ist. Beispielsweise kann eine tiefe Mutter-Kind-Bindung schnell dazu führen, dass Sie bereits die ersten Signale eines aufkommenden Hungergefühls richtig deuten. Es ist gut und richtig, bereits frühzeitig auf die Bedürfnisse des Babys zu reagieren. Es sollte nicht erst verzweifelt weinen müssen, bis sein Bedürfnis nach

Nahrung gestillt wird. Gerade dies stärkt sein Urvertrauen in Sie als Mutter, dass Sie merken, wenn Hunger aufkommt und sofort reagieren. Es ist aber auch normal, dass dieses erste Hungergefühl noch nicht ausreicht, um sofort an der Brust zu saugen. Bauen Sie auch hier keinen Druck auf. Suchen Sie idealerweise eine bequeme Position mit Hautkontakt, in der das Baby die Möglichkeit hat, die Brust zu erreichen, aber noch nicht direkt saugen muss. Das Baby spürt, dass ihm die Brust bereits angeboten wird und es jederzeit trinken kann, wenn es hungrig ist. Es trinkt nach Bedarf, und wenn es noch einige Minuten braucht, in denen es eher spielerisch nach der Brust schnappt, ehe es trinkt, ist dies ein normales Verhalten und nicht als Unruhe zu bewerten.

Die richtige Stillposition finden

Unruhe kann entstehen, wenn das Baby in einer ungünstigen Stillposition gehalten wird. Häufig nehmen Mütter eine aufrechte Position beim Stillen ein, die sogenannte Wiegehaltung. Hierbei kann dem Baby jedoch der stabile Halt fehlen. Auf diese Weise kann es sein, dass das Baby die Brustwarze nicht richtig in den Mund nehmen kann. Das stört den Milchfluss, der Stillvorgang kann auf diese Weise für das Baby frustrierend sein. Durch die Unruhe verleiht es dieser wachsenden Frustration Ausdruck.

Viele Stillpositionen sorgen dafür, dass der Abstand zwischen Mutter und Kind zu groß ist. Das kann zum Beispiel der Fall sein, wenn das Kind zum Stillen auf einem Stillkissen abgelegt wird. Sind Unterlippe und Kinn zu weit von der Brust entfernt, kann das Kind nicht effektiv saugen. Auch dann wird es unzufrieden und damit unruhig. Achten Sie beim Stillen darauf, dass der Körper des Kindes eng an den der Mutter anliegt. Wenn es an der Brust saugt, müssen Lippen und Kinn in die Brust gedrückt sein. Zudem darf der Körper des Babys nicht verdreht sein. Auch ein Ärmchen, das zwischen Mutter und Kind eingeklemmt ist, kann zu einer uneffektiven Stillhaltung führen. Idealerweise liegen Mutter und Kind dicht Bauch an Bauch. So kann das Kind ganz entspannt trinken.

Wenn die Emotionen der Mutter sich auf das Kind übertragen

Mutter und Kind bilden eine emotionale Einheit. Dies gilt umso mehr für den intimen Moment des Stillens. Die Unruhe des Babys hat oftmals simple Gründe, die leicht behoben werden können. Doch Stillprobleme dieser Art führen nicht selten dazu, dass die Mutter ebenfalls von Unruhe erfasst wird. Sie verfällt womöglich in Panik, weil das Baby nicht richtig trinkt, sie ist gestresst, hegt Selbstzweifel und fühlt sich unsicher. All diese negativen Gefühle spürt das Kind. Die Verzweiflung und die Unruhe der Mutter übertragen sich dann auch auf das Baby. Es ist ein Teufelskreis, wenn sich beide emotional auf diese Weise hochschaukeln. Sie als Mutter sollten sich daher diesen Effekt bewusst machen und sich von der Unruhe Ihres Babys keinesfalls anstecken lassen. Sagen Sie sich, dass diese Erfahrung normal ist und Sie nichts falsch machen. Bewahren Sie Ruhe und zeigen Sie Ihrem Kind dies. Sprechen Sie mit ihm mit einer beruhigenden Stimme, lächeln Sie es an. Das Baby erkennt die Signale: Alles ist gut. Das führt dazu, dass es selbst auch besser entspannen kann.

Für die Unruhe eines Babys kann es außerdem ganz natürliche und simple körperliche Ursachen geben. Wenn das Baby beispielsweise ruhig zu trinken anfängt und dann unruhig wird, kann es sein, dass es eine kurze Trinkpause benötigt, um ein Bäuerchen zu machen. Haben Sie diesen

Verdacht, probieren Sie aus, ob dem Kind geholfen ist, wenn Sie es bei beginnender Unruhe kurz von der Brust nehmen und ihm dabei helfen, aufzustoßen. Trinkt es danach ruhig weiter, ist die Lösung des Problems bereits gefunden. Mit etwas Übung erkennen Sie auch die Signale des Babys, wenn es spürt, dass es Luft im Bauch hat.

Das Stillen setzt zudem die Verdauung des Babys in Gang. Das kann unter Umständen schnell gehen, sodass es bereits während des Stillvorgangs Urin oder Stuhl ausscheiden muss. Beides auf einmal kann das Baby nicht bewerkstelligen, es wird dann oft unruhig. Es kann in dieser Situation hilfreich sein, das Baby windelfrei zu stillen und es dann bei einsetzender Verdauung mit angezogenen Beinchen über eine Toilette, ein Waschbecken, eine Schüssel oder Ähnliches zu halten, damit es sich erleichtern kann. Das Bedürfnis des Babys nach Erleichterung lässt sich gut erkennen. Es verzieht das Gesicht, beginnt sich zu winden und sichtbar zu pressen. Indem Sie es auf die beschriebene Weise „abhalten", helfen Sie ihm, diesem Bedürfnis schnell nachzukommen und danach wieder entspannt weiter zu trinken.

Wenn das Baby zu hungrig ist

Sind Babys regelrecht ausgehungert, neigen sie dazu, besonders hektisch zum Saugen anzusetzen. Das kann dazu führen, dass sie weniger ruhig und konzentriert trinken und somit der Stillvorgang problematisch ist. In einem solchen Fall sollte das Baby grundsätzlich häufiger angelegt werden, um ein übermäßiges Aushungern zu vermeiden. Reagieren Sie frühzeitig auf die Signale Ihres Babys, idealerweise nicht erst, wenn es vor Hunger schreit. Im Sinne der bedürfnisorientierten Erziehung ist es ohnehin geraten, es nicht bis zum extremen Weinen kommen zu lassen. Denn dann hat das Kind bereits erste verzweifelte

Minuten hinter sich gelassen, in denen es seinem Unwohlsein Ausdruck verliehen hat, aber nicht erhört wurde.

Bedenken Sie, dass ein Kind im ersten halben Jahr seines Lebens – und meist auch darüber hinaus – acht- bis zwölfmal am Tag gestillt werden möchte. Wenn Sie sich auf den Rhythmus, den das Baby hier vorgibt, einlassen, vermeiden Sie auch beim Stillen akute Stresssituationen.

Es gibt Babys, die sehr empfindlich auf Stress von außen reagieren. Wird das Baby durch ein unruhiges Umfeld, Besuch von der Familie usw. zu vielen Reizen ausgesetzt, kann es vorkommen, dass es zu unruhig ist, um richtig gestillt zu werden. Beobachten Sie in solchen Momenten der Unruhe, ob dies der Fall sein kann. Reduzieren Sie Reize und sorgen Sie für eine entspannte, ruhige Atmosphäre. Es gibt sogar Kinder, die gedimmtes Licht beim Trinken bevorzugen. Probieren Sie ruhig aus, die Stillumgebung dahingehend zu verändern und schauen Sie, ob sich dadurch die Unruhe des Kindes beim Stillen legt.

Babys haben unterschiedliche Erregungslevels. Ist ein Baby übererregt – ob aus übermäßigem Hunger, aufgrund äußerer Reize oder anderer Einflüsse –, bewegt es weiter scheinbar suchend den Kopf hin und her, auch wenn es die Brustwarze bereits im Mund hat und eigentlich zur Ruhe kommen sollte. In diesem Fall hilft es akut, dem Baby viel Hautkontakt zu spenden und mit einer leicht zurückgelehnten Haltung zu stillen.

Unruhe beim Stillen nach einigen Monaten

Die meisten Stillprobleme sind Anfangsprobleme, die sich in den ersten Wochen lösen lassen. Besonders wenn Sie bedürfnisorientiert auf Ihr Kind eingehen, kann Stillen zu einem liebevollen und schönen Aspekt der Mutter-Kind-Beziehung werden.

Häufig ist zu beobachten, dass Mütter über Monate hinweg erfolgreich stillen und erst dann wachsende Unruhe des Kindes feststellen. Viele deuten dies irrtümlich als Zeichen, dass das Baby durch die Muttermilch nicht mehr gesättigt wird oder dass es abgestillt werden möchte. Es kann jedoch möglicherweise einfach der Fall sein, dass das Kind zunehmend von seiner Umgebung abgelenkt wird. Im Gegensatz zu Neugeborenen beginnen sich Babys mit ein paar Lebensmonaten für ihr Umfeld zu interessieren. Sie beobachten alles genau und lassen sich leicht ablenken. Ist der erste Hunger gestillt, neigen diese Kinder dann häufig dazu, die Geduld zu verlieren und abzusetzen, obwohl sie noch nicht satt sind. Dem kann manchmal Abhilfe geschaffen werden, indem Sie bewusst ruhige und abgeschirmte Orte zum Stillen auswählen oder dem Kind ein dünnes Tuch über den Kopf legen, um es von visuellen Reizen abzugrenzen.

Nicht immer funktioniert es, Reize in einem solchen Fall zu reduzieren. Es gibt Babys, die sich selbst regulieren, indem sie tagsüber die Ablenkung annehmen – vielleicht, weil sie besonders interessiert und wissbegierig sind – und abends die versäumten Milchmengen in längeren und intensiveren Stillphasen aufholen. In einem solchen Fall kann es die beste Lösung sein, dieses veränderte Stillverhalten des Babys anzunehmen und auf das Bedürfnis einzugehen, auch wenn dies bedeutet, dass Sie Ihre abendliche Planung etwas anpassen müssen.

Wenn der Milchspendereflex plötzlich verschwindet

Es muss sich bei ausbleibendem Milchfluss keineswegs um ein Anfangsproblem handeln. Durch übermäßigen Stress,

Sorgen, Zeitdruck oder andere seelische oder äußere Umstände kann der Milchspendereflex auch zu einem späteren Zeitpunkt plötzlich blockiert werden. Dadurch wird das Bedürfnis des Babys nicht mehr vollkommen gestillt, das Baby wird unruhig und weint. Das erhöht den Stresslevel der Mutter. Schnell geraten Mutter und Kind hier in einen Teufelskreis. Je mehr das Baby weint, umso panischer wird die Mutter, und umso weniger Milch fließt. Die Panik überträgt sich auf das Kind, das ebenfalls immer hektischer wird. Der erste Rat lautet immer, ruhig zu bleiben und sich die Situation bewusst zu machen. Durchatmen und sich entspannen kann bereits ausreichen, um auch das Baby ruhiger werden zu lassen und den Stillvorgang zu fördern und die Blockade zu lösen, sodass auch der Milchfluss wieder normal einsetzt. Findet die Mutter selbst keinen Ausweg aus diesem Teufelskreis, hilft eventuell das Hinzuziehen einer dritten Person wie Hebamme oder Stillberaterin.

Wenn das Kind unter einem Reflux leidet

Unruhiges Stillverhalten lässt sich in manchen Fällen auf einen Reflux zurückführen. Dabei steigt während des Trinkens säurehaltiger Mageninhalt zurück in die Speiseröhre, was ein Brennen verursacht. In diesem Fall hilft es, das Baby aufrecht sitzend zu stillen, Bauch an Bauch mit der Mutter. Die entsprechende Wickeltechnik mit einem Tragetuch hilft, diese Stillposition beizubehalten. Auch das anschließende Tragen im Tragetuch fördert die Verdauung und verhindert das Aufsteigen der Magensäure, solange der Verdauungsvorgang noch nicht abgeschlossen ist.

Sie schaffen hier Abhilfe, wenn Sie starkes Aushungern vermeiden und das Baby sofort anlegen, wenn es erste Hungergefühle signalisiert. Viele kleine Portionen sind besser als große, legen Sie das Baby daher so oft wie möglich an. Ideal ist es, das Baby alle zwei Stunden oder häufiger zu stillen. Viele kleine Mahlzeiten verhindern, dass der Magen des Babys überfüllt wird. Gleichzeitig wird auf diese Weise die Fließgeschwindigkeit der Milch reduziert.

Stellen Sie so viel Hautkontakt wie möglich her, tragen Sie das Baby möglichst viel im Tragetuch und sorgen Sie für eine ruhige und entspannte Umgebung. Je ausgeruhter und entspannter das Baby ist, umso besser reguliert sich der Reflux.

Es ist in den meisten Fällen nicht notwendig, den Reflux darüber hinaus behandeln zu lassen. Meist verwächst sich dieses Problem innerhalb der nächsten Monate.

Zufüttern und Pre-Nahrung

Zweifelhafter Erziehungsratschlag:

„Zufüttern mit Pre-Nahrung ist schlechter als das Stillen mit Muttermilch."

Da das Stillen zu den Grundsätzen des Attachment Parenting gehört, glauben viele, dass das Zufüttern in dieser Ideologie absolut tabu ist. Doch das Zufüttern kann in vielen Fällen notwendig oder individuell „richtig" sein und lässt sich mit den Prinzipien der bedürfnisorientierten Erziehung durchaus auch vereinbaren. Es zählt nicht, was Ihnen ein Buch oder eine Erziehungsmethode vorschreibt, sondern allein das, was am besten für Ihr Baby ist!

Wenn es mit dem Stillen nicht wie erhofft klappt, stellen sich viele Mütter die Frage, ob es nicht besser wäre, das Kind zuzufüttern. Das bedeutet, dass das Kind zunächst gestillt wird, nach dem Stillvorgang jedoch noch mal Flaschennahrung zugeführt bekommt, weil es durch die Muttermilch allein nicht satt wird. Oder einzelne Mahlzeiten werden durch Pulvernahrung ersetzt, weil die Muttermilch nicht für mehrere Stillvorgänge auszureichen scheint. Das Zufüttern oder Verabreichen sogenannter Pre-Nahrung ist jedoch mit einigen Nachteilen verbunden.

So kann es zur Saugverwirrung des Kindes kommen. Das Trinkmuster ist beim Nuckeln am Fläschchen ein völlig anderes als an der Brust. Auch wenn sich die Industrie bemüht, Sauger zu entwickeln, die ergonomisch der mütterlichen Brust sehr ähnlich sind, lässt sich das Fließverhalten der Muttermilch nicht kopieren. Aus dem Fläschchen fließt die Milch in größeren Mengen und schneller. Das Kind muss sich weniger anstrengen, weniger intensiv saugen, dafür jedoch schneller schlucken. Ein Wechsel zwischen Brust und Flasche sorgt für die bereits genannte Saugverwirrung. Auch wenn das Stillen bis dahin gut funktioniert hat, kommt das Baby dann weniger gut damit klar. Die Tatsache, dass es sich an der Brust viel mehr anstrengen muss, frustriert das Baby, das nun vom Fläschchen eine raschere Sättigung gewohnt ist. So verliert das Baby meist das Interesse an der Brust. Zufüttern führt damit nicht selten zum frühzeitigen Abstillen.

Der gleiche Effekt stellt sich ein, wenn die Mutter die Muttermilch abpumpt und dem Baby mit dem Fläschchen verabreicht. Für das Trinkmuster ist es irrelevant, welche Milch sich in dem Fläschchen befindet.

Allein aus der Sorge heraus, das Baby könnte zu wenig Milch erhalten und nicht satt werden, sollten Mütter daher nicht übereilt zum Fläschchen greifen. Wie bereits ausgeführt, lassen sich die meisten Stillprobleme liebevoll und bedürfnisorientiert lösen.

Wenn die Zufütterung notwendig ist

Die Philosophie des Attachment Parenting beschreibt das Stillen an der Brust als einen der sieben Pfeiler einer bedürfnisorientierten Erziehung. Doch das bedeutet nicht, dass das Stillen alternativlos ist und Mütter um jeden Preis stillen müssen. Bedürfnisorientiert zu handeln bedeutet auch, sich und dem Baby Freiheiten einzuräumen und individuell zu entscheiden, was das Beste für Sie und das Kind ist.

Es gibt durchaus Situationen, in denen das Zufüttern erforderlich ist, etwa weil das Baby ansonsten nicht ausreichend versorgt werden würde oder weil das Wohlbefinden der Mutter nicht gewährleistet wäre. Ist das Zufüttern nur vorübergehend geplant, können Sie nach dieser Phase wieder behutsam zum alleinigen Stillen zurückkehren. Vermeiden Sie dabei einen abrupten Wechsel, da die Saugverwirrung zu groß wäre und zu Frustration und erneuten Stillproblemen führen würde. Einen sanften Übergang ermöglichen alternative Fütterungsmethoden. So kann das Baby beispielsweise je nach Alter mit dem Löffel, mit einer Pipette, einem Becher oder einem speziellen Brusternährungsset zugefüttert werden. Schritt für Schritt kann die Flasche durch eine alternative Fütterungsmethode ersetzt und schließlich gänzlich weggelassen werden, ohne dass das Baby Saugirritationen erfährt.

Wenn Sie auf das Stillen verzichten

Niemand zwingt Sie, Ihr Baby zu stillen, und auch wenn Sie sich gegen das Stillen entscheiden, können Sie Ihr Kind bedürfnisorientiert erziehen. Das eine schließt das andere nicht aus. Es gibt Fälle, in denen das Stillen aus gesundheitlichen oder organisatorischen Gründen nicht möglich ist. Es gibt ebenso Mütter, die sich mit dem Stillen unwohl fühlen. Bedürfnisorientiert handeln bedeutet auch, verschiedene Bedürfnisse gegeneinander abzuwägen. Ihr Fokus sollte immer darauf liegen, die Grundbedürfnisse Ihres Babys zu stillen, aber hier besteht zunächst erst einmal das Bedürfnis nach Nahrung, unabhängig davon, auf welche Weise das Baby diese erhält. Zuneigung und ein liebevolles Umfeld sind ebenfalls etwas, das Ihr Baby braucht. Eine Mutter, die mit dem Stillen nicht im Reinen ist, darunter leidet und deren Bedürfnisse ignoriert werden, kann frustriert und unglücklich sein. Womöglich ist sie dann kaum in der Lage, ihrem Kind die Liebe und Geborgenheit zu schenken, die es benötigt. Das Glück der Mutter wiegt in vielen Fällen mehr als die Anforderung, das Baby an der Brust zu stillen.

Hören Sie nicht auf, sich nach den eigenen Bedürfnissen zu fragen und auch Ihre persönlichen Grenzen zu respektieren. Wenn Sie sich ganz klar gegen das Stillen entscheiden oder aus anderen Gründen gezwungen sind, darauf zu verzichten, sollten Sie dieses ohne schlechtes Gewissen tun. Auch mit der hoch entwickelten Pre-Nahrung kann Ihr Baby optimal ernährt werden und sich gesund entwickeln.

Sie müssen nicht fürchten, dass Ihnen ohne den Stillvorgang das Bonding nicht gelingt und es Defizite in der Mutter-Kind-Beziehung geben könnte. Übernehmen Sie die wichtigen Regeln des Stillens zum Bonding auch für das Füttern mit dem Fläschchen. Sorgen Sie für eine entspannte und innige Atmosphäre. Hautkontakt ist auch beim Geben des Fläschchens sinnvoll, um eine tiefe Bindung aufzubauen. Der Haut-an-Haut-Kontakt hilft zudem, die Körperfunktionen des Babys, wie zum Beispiel die Wärmeregulation, zu stabilisieren. Besonders der körperliche Kontakt zur Haut der Mutter ist wichtig, weil dieser Geruch dem Baby noch aus dem Mutterleib vertraut ist.

Halten Sie das Baby so, wie es auch eine stillende Mutter tut: Bauch an Bauch, den Kopf auf Brusthöhe, sodass Sie einander ins Gesicht schauen können. Das Baby spürt die tiefe Verbundenheit, beruhigt sich und verbindet Sie mit dem Stillen seines dringenden Bedürfnisses. Wechseln Sie auch beim Geben des Fläschchens wie beim Stillen die Seiten. Zwar ist kein Brustwechsel nötig, aber der Seitenwechsel erfüllt die zusätzliche Funktion der Stärkung der Koordinationsfähigkeit Ihres Kindes. Füttern Sie auch mit dem Fläschchen das Baby nach Bedarf, so häufig und solange, wie Ihr Baby Ihnen das Bedürfnis signalisiert.

Berücksichtigen Sie, dass das Zubereiten eines Fläschchens größeren Aufwand bedeutet und auch nicht immer und überall durchgeführt werden kann. Die Milch muss die richtige Temperatur haben, und die Sterilität muss unbedingt gewährleistet sein. Es ist daher wichtig, dass Sie sich gut organisieren, gerade wenn Sie unterwegs sind. Vorausschauend auf erste Signale des Babys zu achten und umgehend die Vorbereitung zu starten, ist besonders wichtig. Beginnen Sie erst das Fläschchen vorzubereiten, wenn Ihr Baby bereits Hunger hat, geraten Sie schnell in Stress. Bemühen Sie sich, hier den Bedarf ebenso schnell zu decken wie eine stillende Mutter, die nicht erst Vorbereitungen treffen muss. Auf diese Weise ersparen Sie dem Baby die frustrierende Erfahrung, dass es anhaltend weinen muss, um sein dringendes Bedürfnis gestillt zu bekommen.

Die ersten Signale sind eindeutig, unabhängig davon, ob ein Baby gestillt oder mit dem Fläschchen gefüttert wird: Es dreht, sobald es Hunger verspürt, unruhig das Köpfchen hin und her und sucht nach der Möglichkeit anzudocken. Unter Umständen beginnt es, an Finger und Hand zu saugen. Spätestens jetzt dürfen die Vorbereitungen beginnen.

Es gibt verschiedenartige Fläschchen mit unterschiedlichen Saugköpfen. Wählen Sie am besten eines, das ein relativ kleines Austrittsloch hat. So ist gewährleistet, dass die Milch nicht zu schnell fließt und das Kind stärker saugen muss, was dem natürlichen Saugverhalten entspricht. Außerdem kann das Kind, wenn die Milch weniger schnell aus der Flasche fließt, die eigene Sättigung besser wahrnehmen. Hier verhält es sich im Grunde nicht anders als bei erwachsenen Menschen: Schnelles Essen bewirkt, dass die Sättigung erst wahrgenommen wird, wenn eigentlich bereits eine Übersättigung stattgefunden hat. Um das Baby nach Bedarf zu füttern, ist es jedoch wichtig, dass das Baby die eigene Nahrungsaufnahme nach eigenem Hunger- und Sättigungsgefühl steuern kann. Mit einem kleineren Trinkloch gelingt dies deutlich besser.

Das Füttern mit dem Fläschchen kann den Vorteil haben, dass das Baby nicht unbedingt abhängig von der Mutter ist. Auch der Vater kann hier in die Fütterung einbezogen werden. Dies verschafft der Mutter mehr Freiräume und stärkt die Vater-Kind-Beziehung. Achten Sie in der Anfangsphase darauf, dass nicht zu viele verschiedene Personen dem Baby das Fläschchen geben. Es hat sicherlich einen Reiz für andere Familienmitglieder und Freunde, dem Baby auch einmal das Fläschchen geben zu können, doch in der Anfangszeit sollte der Fokus unbedingt darauf liegen, eine tiefe Verbindung zu den Eltern aufzubauen. Daher sollte auch Ihnen zunächst das Füttern vorbehalten bleiben.

Mit dem Fläschchen zu füttern erfordert in manchen Punkten eine größere Aufmerksamkeit. Nicht nur müssen Sie sorgfältiger auf erste Hungersignale achten, auch verführt das Fläschchen dazu, bei einer einmal gewohnten Trinkmenge zu bleiben. Das Bedürfnis des Babys kann sich jedoch immer wieder ändern, deshalb sollten Sie aufmerksam bleiben, um flexibel auf mögliche Veränderungen reagieren zu können. Dies betrifft sowohl die Trinkmenge als auch die Häufigkeit der Mahlzeiten.

Das Baby signalisiert, wenn es satt ist. Ein Nachteil des Fläschchens ist, dass die Menge des Flascheninhaltes deutlich zu sehen ist. Das verführt automatisch dazu, eine gewisse Trinkmenge vorauszusetzen. Das sollte vermieden werden. Wenn das Baby satt ist, sollten Sie keinesfalls versuchen, ihm auch noch den Rest des Inhalts einzuflößen. Wird ein Baby an der Brust gestillt, wird es schließlich auch nicht genötigt, die Brust leer zu trinken. Auch hier gilt es darauf zu vertrauen, dass Ihr Baby intuitiv entscheidet, wie viel es braucht.

Auch wenn es schwerfällt: Akzeptieren Sie, wenn noch ein Rest in der Flasche verbleibt, der dann entsorgt werden muss. Nicht getrunkene Milch darf aus Hygienegründen keinesfalls aufbewahrt und später verabreicht werden. In Phasen von Wachstumsschüben kann es ebenso sein, dass das Baby plötzlich einen viel größeren Bedarf hat und das Fläschchen nicht ausreicht. Seien Sie im Zweifelsfall auch darauf vorbereitet, schnell ein zweites Fläschchen zuzubereiten.

Auch Kinder, die nicht gestillt werden, haben ein natürliches Saugbedürfnis, das nicht der Nahrungsaufnahme dient. So wie stillende Mütter Ihr Baby auch zur Beruhigung oder zum Einschlafen an die Brust nehmen, können Sie dieses Bedürfnis bedienen, indem Sie das Baby an sich drücken, Hautkontakt herstellen und ihm zum Saugen einen Finger oder einen Schnuller anbieten.

Exkurs: Das Abstillen

Im ersten Lebensjahr gehört das Stillen zur gesunden und innigen Mutter-Kind-Beziehung. Solange keine Stillprobleme auftreten oder bestimmte Umstände Sie dazu zwingen, Ihr Kind vollends abzustillen, ist das Thema in den ersten zwölf Monaten für Sie weniger relevant. Da der Themenbereich des Stillens jedoch auch den Zeitpunkt einschließt, an dem Ihr Baby der mütterlichen Brust entwöhnt wird, will ich an dieser Stelle einen Exkurs ins Kleinkindalter wagen. In der bedürfnisorientierten Erziehung bzw. im Attachment Parenting wird oft betont, dass Babys möglichst lange gestillt werden sollten. Stillen bis ins Kleinkindalter ist keine Seltenheit.

Doch dies soll keine konkrete Vorgabe sein. Auch hier ist es oberstes Gebot, die Bedürfnisse des Babys zu achten. Nicht jedes Kind hat das Bedürfnis, so lange gestillt zu werden. Wenn Sie bei dem Versuch, Ihr Kind gemäß dem Attachment Parenting zu erziehen, es regelrecht dazu zwingen, möglichst lange an der Brust zu trinken, oder diesen Zustand auf jede erdenkliche Weise „künstlich" aufrechterhalten wollen, handeln Sie kontraproduktiv. In einem solchen Fall handeln Sie nicht bedürfnisorientiert.

Bedürfnisorientierte Erziehung verlangt immer Flexibilität. Es gibt in dieser Erziehungsmethode kein Schema F, denn jedes Kind ist anders. Jedes Kind hat individuelle Bedürfnisse.

Überlassen Sie es Ihrem Baby zu entscheiden, wie lange es gestillt werden möchte. Dabei ist das keine Entscheidung im eigentlichen Sinne. Vielmehr handelt es sich dabei um einen natürlichen Prozess, den jedes Kind in unterschiedlicher Weise und in seinem eigenen Tempo durchläuft. Dabei wird Ihr Kind nicht mehr wollen. Das Abstillen vollzieht sich schrittweise. Als Mutter werden Sie erste Anzeichen hierfür erkennen.

Innerhalb des ersten Lebensjahres entwickeln Kinder irgendwann das Bedürfnis nach Beikost (mehr dazu finden Sie in einem späteren Kapitel). Trotzdem wird das Kind immer wieder nach der mütterlichen Brust verlangen. Für das Kind ist das Stillen auch im Kleinkindalter noch Trost und Geborgenheit zugleich. Häufig brauchen die Kinder das Stillen auch, um abends einschlafen zu können. Viele Kinder wachen nachts auf und beruhigen sich nur, wenn sie gestillt werden. Dies zeigt, welche große Bedeutung das Stillen im Leben des Kindes einnimmt.

Wenn Sie Ihr Kind nach Bedarf stillen und es ihm überlassen, wann es sich selbst abstillt, wird dies in den meisten Fällen zwischen dem zweiten und vierten Geburtstag der Fall sein. Vor dem zweiten Geburtstag stillen die wenigsten Kinder aus eigener Initiative ab. Aber auch dafür gibt es keine feste Regel.

Den Zeitpunkt des Abstillens dem Kind zu überlassen, kann eine stressfreie, entspannte Entscheidung sein. Viele Mütter kostet es große Mühe, das Abstillen einzuleiten und durchzusetzen.

Sie beschreiben diese Zeit häufig als Machtkampf zwischen Mutter und Kind.

Das ist selbstverständlich ein Zustand, den die bedürfnisorientierte Erziehung keinesfalls erreichen will.

Warum sollten Sie sich selbst und Ihrem Kind diesen Stress antun, solange Sie beide sich mit dem Stillen wohlfühlen? Und genau darin liegt der Knackpunkt. In der bedürfnisgerechten Erziehung geht es nicht immer nur um die Bedürfnisse des Kindes. Auch Eltern haben Bedürfnisse, die respektiert werden sollten. Gerade wenn es um das Abstillen geht, kommen viele Mütter irgendwann an den Punkt, an dem sie selbst das dringende Bedürfnis danach verspüren, wieder ein Stück mehr Freiheit über sich und ihren Körper zurückzuerlangen.

Vergessen Sie nie, in sich hineinzuhören und sich selbst zu fragen, wie es Ihnen in den verschiedenen Lebensbereichen mit Ihrem Kind geht. Wenn Sie sich mit dem Stillen nicht mehr wohlfühlen, sollten Sie Lösungswege suchen.

Das Abstillen ist etwas, dass Sie in der bedürfnisgerechten Erziehung gemeinsam mit Ihrem Kind vollziehen. Betrachten Sie die aktuelle Situation: Was genau stört Sie? Welchen Aspekt des Stillens möchten Sie ändern? Ist Ihnen das Stillen selbst unangenehm geworden? Stört Sie nächtliches Aufstehen? Möchten Sie selbst unabhängiger sein, das Kind beispielsweise auch mal woanders übernachten lassen? Gibt es berufliche Gründe für die Entscheidung?

Wie können Änderungen aussehen, damit Sie sich wieder besser fühlen? Und wie können Sie gleichzeitig gewährleisten, dass auch die Bedürfnisse Ihres Kindes weiterhin im Fokus stehen?

Bedürfnisorientierte Erziehung bedeutet somit auch, Kompromisse zu finden. Der erste Schritt sollte sein, mit Ihrem Kind zu sprechen. Das Abstillen wird normalerweise zu einem Zeitpunkt erfolgen, zu dem Sie Ihr Kind zumindest ansatzweise verstehen kann.

Im Kleinkindalter verstehen Kinder sicher nicht elterliche Argumente bis ins Detail, aber Ihr Kind versteht durchaus, wenn Sie ihm Ihre Gefühle erklären und ihm deutlich sagen, dass Sie etwas nicht mehr möchten. Definieren Sie neue Spielregeln, die Ihrem Kind das Abstillen erleichtern. Vermeiden Sie ein plötzliches Abstillen, sondern besprechen Sie gemeinsam mit dem Kind, welche Abstände nun eingehalten werden sollten. Diese Abstände können bis zum endgültigen Abstillen nach und nach vergrößert werden. Alternativ können einzelne Stillmahlzeiten ausgelassen bzw. durch eine feste Mahlzeit ersetzt werden. Das schrittweise, sanfte Abstillen ist eine liebevolle Methode, das Kind der mütterlichen Brust zu entwöhnen. Wichtig ist, dass Ihr Kind das Gefühl hat, dass seine Bedürfnisse ernst genommen werden. Es darf, sofern es bereits über das notwendige Verständnis verfügt, die neuen Spielregeln mitbestimmen. Begleiten Sie Ihr Kind durch diesen Prozess. Stillmahlzeiten, die aus der gemeinsamen Tagesroutine genommen werden, sollten Sie mit einer Ersatzhandlung ersetzen, die Ihrem Kind weiterhin Geborgenheit spendet.

Haben Sie festgelegt, dass es zu bestimmten Zeiten oder in bestimmten Situationen nicht mehr gestillt wird, sind Sie dennoch da, um Ihrem Kind Trost und Geborgenheit zu schenken, wenn es das Stillen vermisst. Im Kleinkindalter gibt es einen Unterschied zwischen Bedürfnis und Wunsch, und es wird zu diesem Zeitpunkt auch in Ordnung sein, Ihren eigenen Bedürfnissen zu folgen. Haben Sie Ihr Kind in den letzten Jahren von Geburt an liebevoll und bedürfnisorientiert erzogen, so wird zwischen Ihnen eine vertrauensvolle Verbindung bestehen, die es Ihnen erlaubt, gemeinsam diesen Prozess zu vollziehen.

Bedürfnisorientiertes Schlafen

Zweifelhafter Erziehungsratschlag:

„Babys sollen lernen, nachts durchzuschlafen.“

Schlafen gehört zu den grundlegenden Bedürfnissen eines Menschen und ist damit eigentlich nichts, das wir nach der Geburt erst lernen müssten. Vielmehr dient der Schlaf dazu, dem Kind die Möglichkeit der Erholung und Regeneration zu geben. Der Wunsch, dem Kind einen ähnlichen Schlafrhythmus wie dem der Eltern beizubringen, resultiert einzig aus dem Wunsch der Eltern nach Bequemlichkeit. Bedürfnisorientierte Erziehung lehrt Sie, den natürlichen Schlafrhythmus Ihres Kindes zu akzeptieren und ihm zu folgen und damit wesentlich stressfreier zu leben.

Neben dem Stillen ist das Schlafen ein großer Themenbereich rund um das bedürfnisorientierte Erziehen. Guter Schlaf ist eine wichtige Grundlage für die Entwicklung des Babys. Im Idealfall schläft das Baby einfach ein, wenn es müde wird und holt sich dann den Schlaf, den es braucht. Doch ganz so einfach funktioniert es auch in der bedürfnisorientierten Erziehung selten. Denn Babys haben von Geburt an noch nicht die Fähigkeit der Selbstberuhigung und besitzen noch keinen funktionierenden Schlaf-wach-Rhythmus. Das Einschlafen müssen sie ebenso noch lernen wie den Tag-Nacht-Rhythmus.

Es gibt viele Theorien darüber, wie Eltern ihre Kinder am besten dabei unterstützen, einzuschlafen und nach ein paar Wochen durchzuschlafen. Nicht jeder Ansatz ist bedürfnisgerecht.

Bedürfnisgerechtes Schlafen ist nicht wie bedürfnisgerechtes Stillen. Während es bei Letzterem noch relativ einfach ist – das Baby wird gestillt, wenn es Hunger hat –, stellt das Thema Schlafen bedürfnisorientierte Eltern vor eine ganz andere Herausforderung. Nicht unbedingt schläft ein Kind, das müde ist, auch ein. Ein Baby kann noch so müde sein, es kann sich selbst womöglich nicht beruhigen und wird immer nur noch unruhiger und quengelnder. Für das Baby ist dies sehr frustrierend. Es braucht den Schlaf und weiß noch nicht, wie es ihn findet. Es ist auf die liebevolle Unterstützung seiner Eltern angewiesen.

Hier stellt sich die Frage, ob das Kind feste Schlafzeiten vorgegeben bekommen sollte oder ob man es nach Bedarf schlafen lässt.

Braucht das Baby feste Schlafzeiten?

Babys kommen ohne funktionierenden Schlaf-wach-Rhythmus auf die Welt. Das ist logisch, wenn man bedenkt, dass das Kind im Mutterleib keinen Tag-Nacht-Rhythmus erfährt. Die Geburt ist ein anstrengender Vorgang, zu Beginn hat das Baby einen enorm hohen Schlafbedarf. Durchschnittlich schläft ein Neugeborenes 14 bis 20 Stunden über den Tag verteilt. Erst nach etwa sechs

Wochen beginnt sich ein erstes Schlafmuster abzuzeichnen. In dieser Anfangszeit ist ein elterliches Eingreifen bei einem gesunden Kind meist überhaupt nicht nötig.

Durchschlafen können Neugeborene noch nicht. Genauer betrachtet schlafen auch Erwachsene nicht wirklich an einem Stück durch. Vielmehr ist der menschliche Schlaf in mehrere Zyklen unterteilt. Jeder Schlafzyklus umfasst zwischen 90 und 120 Minuten. Nach einem Zyklus wachen wir ganz kurz auf, ändern vielleicht kurz die Position und schlafen dann weiter, indem wir in den nächsten Schlafzyklus fallen. Wir nehmen diese kurzen Wachphasen nicht wahr und können uns auch später nicht daran erinnern.

Die Schlafzyklen eines Babys sind deutlich kürzer. Sie umfassen eine Zeit von etwa 50 Minuten. Im Gegensatz zum Erwachsenen besitzt das Baby nicht die Fähigkeit zur Selbstberuhigung. Sie können nicht sofort weiterschlafen. Das sind die Phasen, in denen kleine Babys häufig aufwachen und zu weinen beginnen.

Das alles ist ein völlig normaler Vorgang. Durchschlafen zu können ist Teil des kindlichen Reifungsprozesses – und damit etwas, dass nicht erzwungen werden kann. Sie haben jedoch die Möglichkeit, Ihr Kind liebevoll zu unterstützen.

Wie können Sie Ihr Kind beim Schlafen bedürfnisorientiert unterstützen?

Nicht jeder Mensch hat denselben Schlafrhythmus. Das lässt sich jeden Tag auch bei Erwachsenen beobachten: Die einen sind eher Nachtmenschen, die anderen von Natur aus Frühaufsteher. Die einen haben ein sehr großes Schlafbedürfnis, andere kommen mit deutlich weniger

Stunden aus. Auch bei Kindern lässt sich bereits von Geburt an feststellen, dass es individuelle Schlafrhythmen gibt. Das ist genetisch bedingt. Es ist daher auch nicht sinnvoll, dem Kind einen künstlichen Rhythmus aufzuzwingen.

Allerdings können Sie sich als Eltern leider auch nicht darauf verlassen, dass Ihr Kind schläft, wann immer es schlafen muss. Neugeborene müssen das Schlafen bei Bedarf selbst erst erlernen. Es lässt sich beobachten, dass Kinder erste Signale senden, wenn sie müde sind. Sie beginnen sich beispielsweise die Augen zu reiben, gähnen, dösen leicht weg usw. Das ist der ideale Zeitpunkt für sie, um zur Ruhe zu kommen und in den Schlaf geleitet zu werden. Ist jedoch dieser Moment verstrichen, wandeln sich die ersten Müdigkeitssignale zu Unruhe, Quengeligkeit und so weiter. Oft ist es nun schon zu spät, das Kind ist wieder zu aufgekratzt und zu aufgebracht, um einschlafen zu können. Hier beginnt ein Teufelskreis, den Eltern nur zu gut kennen: Das Baby ist ganz offensichtlich müde, weint aber, strampelt und kommt einfach nicht zur Ruhe. Auch für die Eltern, die alles versuchen, um das Baby zu beruhigen, ist dies eine strapaziöse Situation. Das Einschlafen wird daher in vielen Familien zum täglichen Kampf, der beide Seiten Energie kostet.

Es ist daher wichtig, dass Sie als Eltern in den typischen Schlafenszeiten Ihres Kindes besonders aufmerksam sind und die ersten Signale der Müdigkeit deuten. Hier öffnet sich ein nur kleines Zeitfenster, in dem es Ihnen gelingt, Ihr Kind liebevoll und stressfrei in den Schlaf zu begleiten.

Wie können Sie Ihr Kind in den Schlaf begleiten?

Gesunder Schlaf basiert stark auf erfüllten Bedürfnissen. Und dies beinhaltet sämtliche Bedürfnisse Ihres Kindes. Es leuchtet ein, dass ein Mensch nur dann gut einschlafen und friedlich durchschlafen kann, wenn alle seine grundlegenden Bedürfnisse gestillt wurden. Das gilt umso mehr für Ihr Baby. Es wird nur dann einschlafen können, wenn es satt und zufrieden ist, wenn ihm weder zu warm noch zu kalt ist, wenn es bequem liegt, die notwendige Ruhe hat und die ebenfalls notwendige körperliche Zuneigung erfährt. Indem Sie also im Laufe des Tages bedürfnisorientiert handeln und sich darum bemühen, die grundlegenden Bedürfnisse Ihres Babys sofort zu stillen und für es da zu sein, helfen Sie ihm bereits mit dem Aufstehen dabei, bei nächster Gelegenheit friedvoll einschlafen zu können.

Nachdem erste Signale der Müdigkeit gedeutet werden können, begleiten Sie Ihr Kind in den Schlaf. Das gelingt, indem Sie beispielsweise für eine entsprechende Atmosphäre sorgen. Dimmen Sie beispielsweise das Licht, sorgen Sie für eine ruhige Schlafumgebung und schenken Sie Ihrem Kind gerade jetzt die notwendige körperliche Zuwendung. Gerade in dem Zeitraum nach der Geburt und in den ersten Lebensmonaten brauchen die meisten Babys noch sehr viel Körperkontakt. Insbesondere der Hautkontakt ist wertvoll, um sich geborgen und sicher zu fühlen und damit friedvoll in den Schlaf hineingleiten zu können. Probieren Sie einfach aus, was Ihr Kind benötigt und wonach es sich speziell in der Einschlafsituation sehnt. Manche Kinder schlafen bevorzugt im Arm der Eltern ein. Andere wiederum können besser schlafen, wenn sie körperliche Freiheit genießen können, dabei aber vielleicht die Hand oder einen Finger halten. Erfüllen Sie gerade jetzt dieses Bedürfnis nach körperlicher Nähe. Denn Schlafen bedeutet für das Kind auch loslassen. Es ist ein Moment der Unsicherheit, des Kontrollverlustes und es möchte gerade jetzt nicht allein sein.

Vergessen Sie auch hier nicht, immer wieder die individuellen Bedürfnisse Ihres Kindes zu berücksichtigen. Manches, was Sie vielleicht lesen oder hören, klingt für Sie nach einem wunderbaren Einschlafschema, ist aber womöglich nicht das, was gerade Ihr Kind braucht und möchte.

Es ist gut, wenn Sie bestimmte Schlafrituale etablieren. Das bedeutet nicht, dass Sie Ihrem Kind feste Schlafzeiten vorgeben. Beobachten Sie Ihr Baby gerade in der Anfangszeit und finden Sie mithilfe seiner Signale heraus, wie sein individuelles Schlafbedürfnis ist und welche Zeiten sich für Ihr Baby herauskristallisieren. Respektieren Sie, wenn Ihr Baby scheinbar eine kleine Nachteule ist, die eher später zur Ruhe kommt, oder wenn es eben tendenziell ein Frühaufsteher ist. Mit genauer Beobachtung zeichnet sich das genetisch veranlagte Schlafmuster Ihres Babys recht gut ab. Gehen Sie darauf ein und unterstützen Sie es, diesen Rhythmus, welcher seinem Bedarf entspricht, einzuhalten und zu verinnerlichen. Ihr Baby braucht Ihre Unterstützung, denn es kann seine Schlafzeiten selbst noch nicht einhalten. Es wird auch immer wieder zu Phasen kommen, in denen es ihm besonders schwerfällt. Das kann zum Beispiel sein, wenn es gerade einen Entwicklungsschub erlebt oder wenn es am Tag viel Neues erlernt und erfahren hat, was es nachts verarbeitet.

Rituale helfen Ihrem Baby, sich an sein eigenes Schlafbedürfnis zu erinnern und ihm nachzukommen. Es ist, als würden Sie ihm Brücken bauen, die es gemäß seinem natürlichen Schlaf-wach-Rhythmus nutzen kann. Solche Brücken können beispielsweise Schlaflieder sein, eine abendliche Massage, ein abendliches Bad, eine besondere Kuscheleinheit bei gedämpftem Licht usw.

Rituale wie Waschen, Schlafanzug anziehen usw. geben Ihrem Kind das Signal, dass es sich seiner Schlafzeit nähert. Es wird dieses mit der Zeit dankbar annehmen.

Wenn das Baby nachts wach wird

Das Thema Durchschlafen beschäftigt viele Eltern außerordentlich. Doch es ist ein oft überbewertetes Thema. Wie Sie bereits erfahren haben, ist es völlig normal, dass Babys noch nicht durchschlafen. Einerseits brauchen Neugeborene noch nächtliche Fütterung, da ihr kleiner Magen noch nicht genügend Nahrung aufnehmen kann, um die ganze Nacht über gesättigt zu sein. Zudem haben sie für diese enorme Entwicklungsphase einen erhöhten Energiebedarf. Zum Zweiten sind ihre Schlafzyklen noch recht kurz, und sie besitzen noch nicht die Fähigkeit der Selbstberuhigung und die Möglichkeit, sich einfach umzudrehen und ungestört weiterzuschlafen. Dies zu akzeptieren nimmt aus vielen Familien den Druck. Denn häufig sind Eltern nicht durch die Tatsache des nächtlichen Aufstehens gestresst, sondern vielmehr von dem Gefühl, ein gesundes Kind müsse ab einem gewissen Alter einfach durchschlafen.

Lassen Sie sich grundsätzlich nicht dazu verleiten, Ihr Kind mit anderen zu vergleichen und Maßstäbe zu setzen. Kein Baby entwickelt sich wie das andere, es gibt sehr großzügige Zeitfenster, in denen sich die Kinder individuell entwickeln. In den ersten Lebensjahren muss auch kein Kind durchschlafen.

Eltern begründen ihren Wunsch häufig damit, dass sie selbst auch das Bedürfnis haben, endlich einmal durchzuschlafen. Das ist nachvollziehbar. Doch oft kostet der Kampf ums Schlafen viel mehr Kraft und Energie als nächtliches Aufstehen oder ein etwas späteres Einschlafen zu akzeptieren.

Vielleicht handelt es sich gerade in diesem Punkt um einen der größten Irrtümer, die über bedürfnisorientierte Erziehung bestehen. Wer sich mit dieser natürlichen Erziehungsform noch nicht auseinandergesetzt hat, geht davon aus, dass das sich ständige Richten nach dem Bedürfnis des Kindes für die Eltern Stress und Verzicht bedeutet. Doch in den meisten Fällen ist das Gegenteil der Fall.

Indem Sie frühzeitig auf die Bedürfnisse Ihres Babys reagieren, entstehen viele Stresssituationen gar nicht mehr. Es gibt keine langatmigen und kräftezehrenden Machtkämpfe, die sowohl Ihr Baby als auch Sie selbst frustriert zurücklassen. Es gibt keine unnötigen Zeitpläne und Strategien, die immer wieder überarbeitet und durchgesetzt werden müssen. Alles, was die bedürfnisorientierte Erziehung Ihnen abverlangt, sind Zuwendung und Aufmerksamkeit, Verständnis für die Bedürfnisse des Kindes und eine prompte Reaktion darauf.

Auch das nächtliche Aufstehen, solange Ihr Kind noch nicht allein durchschlafen kann, lässt sich deutlich stressfreier und auch für Sie erholsamer gestalten, indem Sie in solchen Fällen dem Bedürfnis nach körperlicher Nähe entgegenkommen. Gerade aus diesem Grund ist es auch sinnvoller, mit dem Kind gemeinsam zu schlafen. Es reicht dann lediglich eine kurze, beruhigende Geste und Eltern und Kind schlafen schnell wieder ein.

Mehr dazu, weshalb es im Sinne der bedürfnisorientierten Erziehung besser ist, gemeinsam mit dem Kind in einem Bett zu schlafen, erfahren Sie im übernächsten Kapitel.

Zunächst möchte ich noch auf eine viel diskutierte Schlafform eingehen: das Pucken.

Das (Ein-)Pucken

Zweifelhafter Erziehungsratschlag:

„Pucken ist ein grausamer Akt, bei dem ein Kind regelrecht gefesselt wird."

Viele Menschen reagieren fast schon schockiert auf die Vorstellung, dem Baby jede Bewegungsfreiheit zu nehmen. Allerdings ist dies beim Pucken gar nicht der Fall. Idealerweise fühlt sich das Baby durch das Pucken geborgen und nicht eingeengt. Dennoch ist es wichtig, dem Baby nichts aufzuzwingen, sondern diese recht natürliche Schlafvariante als ein liebevolles Angebot einer natürlich anmutenden Schlafumgebung zu sehen. Wenn das Baby das Einpucken nicht mehr als angenehm empfindet, wird es Ihnen dies mitteilen.

Pucken oder auch Einpucken genannt ist eine Variante, bei der das Baby zum Schlafen in eine Decke oder ein Tuch eingewickelt wird, während die Arme und Beine eng am Körper anliegen. Der Gedanke dahinter ist der, dass das Baby auf diese Weise besser schläft.

Kritiker befürchten, dass das Kind in seiner Bewegungsfreiheit eingeschränkt wird. Sie empfinden es als Akt der Grausamkeit, so als würde man ein Baby fesseln, wo es doch ein natürliches Bedürfnis danach verspürt, zu strampeln.

Grundsätzlich ist das Pucken jedoch eine sehr natürliche Methode, die sich ebenfalls bei Naturvölkern auf der ganzen Welt beobachten lässt. Natürlich besitzt ein Baby das Bedürfnis, seinen Körper und seine Umwelt zu erspüren, indem es mit Ärmchen und Beinchen strampelt und nach Dingen greift. Doch dies tut es in der Zeit, in der es wach ist. Wenn das Baby schläft, bewegt es sich eher nicht. Je tiefer der Schlaf des Kindes, umso bewegungsloser ist es. Es ist also kein grundlegendes Bedürfnis Ihres Babys, nachts Arme und Beine zu bewegen.

Das Pucken versetzt Ihr Baby vielmehr in den Zustand, den es im Mutterleib gewohnt war. Dort war es auch fest umhüllt, warm und geborgen. Babys erinnern sich intuitiv an den Mutterleib und reagieren auf das vertraute Umhüllen des ganzen Körpers mit Ruhe. Den meisten Babys tut dies gut. Dabei bietet sich diese Methode allerdings wirklich nur für neugeborene Babys an. Nach ein paar Monaten wächst auch bei ihnen der Bedarf, sich nachts im Schlaf frei zu bewegen und auch einmal drehen zu können.

Es ist wichtig, dass Sie ein weiches Tuch verwenden, das auch etwas nachgibt. Das Kind soll nicht verschnürt sein, sondern immer noch ein wenig Bewegungsfreiheit haben. Idealerweise ist das Kind derart eingepuckt, dass es, wenn es das möchte, sich auch freistrampeln kann.

Natürlich ist Pucken nicht die Ideallösung für jedes Baby. Auch hier hat jedes Kind ein anderes Bedürfnis. Sie können erst einmal in Ruhe ausprobieren, wie Ihr Kind darauf reagiert und ob sich an der Schlafqualität des Babys etwas ändert. Erzwingen Sie nichts. Das Pucken ist ein Angebot an Ihr Baby. Wenn es jedoch seinen Bedürfnissen nicht entsprechen sollte, ist auch das in Ordnung. Dann wird es auch auf seine eigene Weise den Schlaf finden, den es braucht.

Schlafen im Elternzimmer oder Kinderzimmer?

Zweifelhafter Erziehungsratschlag:

„Gewöhne das Kind am besten von Anfang an daran, im eigenen Bett zu schlafen, sonst kriegst du es nie aus dem Ehebett heraus!“

Ist das Kind erst einmal daran gewohnt, bei den Eltern zu schlafen, wird es sich trotzdem nicht bis zur Volljährigkeit dort aufhalten wollen. Vielmehr bietet das gemeinsame Schlafen viele Vorteile. Es handelt sich um eine ursprüngliche Schlafvariante, die in der frühen Menschheitsgeschichte überlebensnotwendig war und auch heute noch Ihrem Kind ein Maximum an Geborgenheit schenkt.

Im Attachment Parenting zählt das gemeinsame Schlafen zu den sieben B's. Aus der Evolution heraus erklärt sich dieses schnell. In früheren Zeiten war es eine Notwendigkeit, dass die Kinder gemeinsam mit ihren Eltern schliefen. Das war bereits zu einer Zeit nicht anders denkbar, als Menschen noch in größeren Gruppen in Höhlen und ersten Behausungen schliefen. Das Schlafen in der Familiengruppe bot Schutz vor wilden Tieren und anderen Feinden und diente zusätzlich dazu, einander warmzuhalten.

In späteren Zivilisationen war es ein Luxus, sich mehrere Schlafräume leisten zu können. Einzelne Schlafzimmer für jedes Familienmitglied sind daher aus gesellschaftlicher

Sicht mehr ein Statussymbol als eine evolutionäre Entwicklung. In den Naturvölkern ist es bis heute üblich, dass Mütter gemeinsam mit ihren Kindern schlafen. In vielen Kulturvölkern – wie zum Beispiel in Ostafrika – lässt es sich beobachten, dass eher der Mann eine eigene Hütte hat als das Kind. Dieses schläft während der gesamten Kindheit gemeinsam mit seiner Mutter.

Das Schlafen im eigenen Kinderzimmer hat in den meisten Fällen ausschließlich Vorteile für die Eltern. Sie begründen diese Entscheidung meist damit, dass sie auch einmal ihre Privatsphäre brauchen, dass der berufstätige Vater nicht in seinem Schlaf gestört werden möchte oder dass man das Kind nicht verziehen wolle. In allem stehen hier die elterlichen Bedürfnisse an erster Stelle, ohne dass die kindlichen Bedürfnisse Berücksichtigung finden.

Aus kindlicher Sicht ist jedoch gerade das gemeinsame Schlafen oft ein dringendes Bedürfnis. Es fühlt sich in der Nähe seiner Eltern geborgen, braucht die vertrauten Düfte und Atemgeräusche der Mutter, um sich geborgen und sicher zu fühlen. Ein Baby, welches neun Monate im Mutterleib verbracht hat, muss sich mit der Geburt in einer ihm völlig fremden Welt zurechtfinden. Gerade nachts, wenn es schlafen möchte, braucht es diese vertraute Nähe umso mehr.

Abends in ein einzelnes Zimmer gesperrt und allein gelassen zu werden, kann für einige Kinder regelrecht traumatisch sein. Neugeborene verstehen noch nicht den Unterschied zwischen Tag und Nacht. Sie können nicht nachvollziehen, dass es in Ordnung ist, den Tag über in der Nähe seiner Eltern zu sein, dass es aber – für das Kind urplötzlich – am Abend „weg“ muss. Für viele Kinder ist dieser Zustand sehr beängstigend.

Wenn Sie Ihr Kind beobachten, werden Sie feststellen, dass das Bedürfnis nach Nähe und Hautkontakt besonders groß ist, wenn das Kind müde wird. Es sucht die elterliche Nähe und Zuwendung immer, wenn es verunsichert ist, wenn es sich nicht wohlfühlt oder ein Bedürfnis verspürt. Es liegt in seiner Natur, sich an die Eltern zu wenden, wenn es ein Bedürfnis verspürt. Wie Sie bereits wissen, ist es für Ihr Kind evolutionär lebensnotwendig, sich beim Verspüren eines Bedürfnisses sofort an eine Bezugsperson zu wenden, die dieses Bedürfnis befriedigt.

Ihr Kind versteht nicht, dass Sie als Eltern nicht alle Bedürfnisse stillen können. Es kann noch nicht begreifen, dass Sie zwar reagieren, wenn es hungrig ist, es aber allein lassen, wenn es müde wird. Für ein Neugeborenes ist Müdigkeit ein Bedürfnis wie Hunger. Es ist dazu da, gestillt zu werden. Wenn Sie es in dieser Situation jedoch allein lassen, ist es für Ihr Kind eine Erfahrung des Im-Stich-Gelassen-Werdens. Das bedeutet, es zieht instinktiv die Lehre daraus, dass es sich im Zweifelsfall auf niemanden verlassen kann.

Sind Sie hingegen auch nachts für Ihr Kind da, vermitteln Sie ihm eine Stabilität, die über den Wachzustand hinaus geht. Es spürt, dass Sie da sind, auch wenn es selbst schläft. Es gewinnt dadurch ein wesentlich stärkeres Urvertrauen, größeres Selbstvertrauen und Sicherheit.

Zudem darf nicht vergessen werden, dass Babys nachts mehrmals wach werden. Es gibt beispielsweise Eltern, die ihr Baby in den Schlaf wiegen und es erst ablegen, wenn das Baby eingeschlafen ist. Wird das Kind dann in sein eigenes Bettchen gelegt, kommt es recht häufig vor, dass das Kind nachts laut zu weinen beginnt. Es handelt sich für das Baby um einen regelrechten Schock. Es schlief zufrieden und sicher im Arm der Mutter ein und wird mitten in der Nacht an einem einsamen Ort, allein gelassen, wach. Das kann das Urvertrauen des Kindes erschüttern. Später wundern sich viele Eltern, dass ihre Babys weinen, wenn sie auch nur kurz den Raum verlassen und sich übermäßig an sie klammern.

Darin liegt ein grundlegendes Missverständnis: Viele Eltern wollen ihr Kind nicht so viel bei sich tragen, bei sich im Bett schlafen lassen und es ständig auf den Arm nehmen müssen, weil sie fürchten, ihr Kind zu sehr zu verwöhnen. Das Ziel der meisten Eltern ist es schließlich, ihr Kind zu einem selbstbewussten und selbstständigen Menschen heranwachsen zu lassen, der sich selbst etwas zutraut und seinen Weg geht. Doch gerade das kann sich ins Gegenteil umkehren. Macht ein Kind in seinen ersten Lebensmonaten die Erfahrung, dass die Eltern nicht da sind, wenn es das Bedürfnis nach Nähe hat, dass man es weinen lässt und dass es nachts plötzlich an einem einsamen Ort aufwacht, fördert man Unsicherheit. Das heranwachsende Kind muss ständig befürchten, allein gelassen zu werden. Gerade dann traut es sich nicht, die Eltern aus dem Blick zu lassen. Es wächst mit einer inneren Unsicherheit auf. Gerade diese Babys, deren Bedürfnisse häufig ignoriert werden, empfinden meist größere Verlustängste.

Wenn Sie jedoch jederzeit für Ihr Baby da sind, wann immer es Sie braucht, entsteht daraus eine große Sicherheit. Das Kind wächst mit der Gewissheit auf, dass ihm nichts passieren kann: „Mama und Papa sind immer für mich da." Diese Menschen trauen sich im späteren Leben viel mehr zu. Das elterliche Zuhause wird immer ein sicherer Hafen sein, weshalb diese Menschen später auch keine Angst davor haben, ihre Komfortzone zu verlassen und Herausforderungen des Lebens anzunehmen.

Das Schlafen im Elternbett

Zweifelhafter Erziehungsratschlag:

„Das Schlafen im Elternbett ist gefährlich und unnatürlich."

Eltern, die ihr Kind im Ehebett schlafen lassen, müssen gegen viele Vorurteile kämpfen. In der modernen Gesellschaft wird allzu leicht vergessen, wie ursprünglich und natürlich das gemeinsame Schlafen ist. Ängste und Sorgen sind meist unbegründet, wenn Sie sich eingehender mit dem sogenannten Familienbett im Sinne der bedürfnisorientierten Erziehung auseinandersetzen.

Haben Sie keine Angst davor, Ihr Baby im Elternbett schlafen zu lassen. Für alle Familienmitglieder kann das Familienbett eine sehr schöne und innige Erfahrung sein, die Ihnen als Eltern darüber hinaus auch sehr viel Stress erspart.

Sie müssen nachts nicht extra aufstehen, wenn Ihr Baby gestillt werden möchte oder ein anderes Bedürfnis hat. Nachdem das Bedürfnis gestillt wurde, können Sie sofort weiterschlafen. Das Schlafen im Elternbett sorgt also auch dafür, dass Sie als Eltern qualitativ und quantitativ mehr Schlaf erhalten.

Sorgen, die häufig geäußert werden, das Kind könne im elterlichen Bett ersticken, sind so pauschal nicht begründet und können mit etwas Vorsorge deutlich abgemildert werden. Es liegt zunächst einmal in der mütterlichen Natur, auch im Schlaf auf das Kind zu achten. Es kommt in der Realität normalerweise nicht vor, dass Eltern nachts ihr Kind unter sich begraben. Weder lässt sich so etwas im Tierreich beobachten noch bei Naturvölkern, bei denen die Kinder immer gemeinsam mit der Mutter ein Lager teilen.

Berichte vom Ersticken des Kindes beziehen sich meist auf den „Plötzlichen Kindstod", auch SIDS (sudden infant death syndrome). Dieses Syndrom beschreibt Vorkommnisse, bei denen Kinder im ersten Lebensjahr nachts aufhören zu atmen, also de facto einen Erstickungstod erleiden. Die Ursachen sind bis heute nicht klar, wohl aber weiß man, dass der Plötzliche Kindstod auf eine Störung der natürlichen Atmungsfunktion des Kindes zurückzuführen ist. Zum Schlafen im Elternbett besteht kein erkennbarer unmittelbarer Zusammenhang. Im Gegenteil: Studien belegen, dass Babys, die gemeinsam mit den Eltern schlafen, statistisch gesehen seltener am plötzlichen Kindstod versterben. Das liegt sicher zum Teil daran, dass diese Kinder automatisch unter elterlicher Aufsicht stehen und ein Aussetzen der Atmung womöglich früher bemerkt wird. Aber größtenteils lässt sich das damit erklären, dass Babys im Elternbett nachweislich gesünderen Schlaf haben. Studien zeigen, dass ihre Körperfunktionen dicht bei der Mutter besser reguliert werden. Die Herz- wie auch Atemfrequenz sind deutlich regelmäßiger. Außerdem können Kinder im Elternbett ihre Temperatur besser regulieren und halten. Dies sind also alles Vorteile des Familienbettes.

Um Ihrem Kind bestmöglich eine gesunde und wenig gefahrvolle Schlafumgebung zu bieten, sollten Sie auf die Gestaltung der Schlafstätte achten. Denn gerade hierin stehen vielen Statistiken zufolge Fälle von SIDS in einem kausalen Zusammenhang. Vermeiden Sie beispielsweise eine nächtliche Bauchlage des Kindes, weil Sie sonst Gefahr laufen, dass das Kind mit dem Gesicht ins Kissen oder in die Schlafunterlage gedrückt schläft und dadurch nicht ausreichend Sauerstoff erhält. Sehr füllige und voluminöse Decken und Kissen stellen ebenfalls eine Gefahr dar. Je mehr Textilien im Bett des Kindes lagern, umso eher steigt die Gefahr, dass eines davon im Schlaf auf dem Kind liegt und seine Atmung behindert. Idealerweise legen Sie Ihr Kind in den ersten Lebensmonaten also höchstens in einem Schlaf- oder Strampelsack schlafen. Schläft das Kind im eigenen Gitterbettchen, sollten Sie auf eine gepolsterte Umrandung verzichten, auch wenn sie noch so schön aussehen. Zu weiche Matratzen können ebenso dazu führen, dass das Gesicht des Kindes zu sehr in die Matratze gedrückt und damit das Atmen erschwert wird.

Als Eltern tragen Sie Verantwortung für Ihr Kind. Daher sollten Sie sich entsprechend verantwortungsvoll in seiner Umgebung verhalten. Das gilt umso mehr an der gemeinsamen Schlafstätte. Es sollte selbstverständlich sein, dass in Gegenwart des Kindes und generell in den Räumen, in denen es sich aufhält, nicht geraucht wird. Vermeiden Sie es auch, sich alkoholisiert oder anderweitig benommen zu dem Kind ins Bett zu legen, um Unfälle und Unachtsamkeit auszuschließen. Dann steht dem gemeinsamen Schlafen nichts im Wege.

Die Bedürfnisse der Eltern trotz Familienbett

Immer wieder stellen sich Eltern gerade beim Thema Familienbett die Frage, inwieweit das gemeinsame Schlafen den Bedürfnissen der Eltern widerspricht. Der Wunsch nach Privatsphäre steht den kindlichen Bedürfnissen manchmal entgegen. Auch der Punkt Sexualleben ist für viele von Bedeutung, denn dieses wird durch das im Elternbett schlafende Kind erheblich gestört.

Es kann gerade auch beim Thema Schlafen keine Pauschallösung gefunden werden. Jede Familie muss für sich selbst entscheiden, bis zu welchem Punkt das gemeinsame Bett allen Beteiligten guttut. Sinnvoll ist es, das Kind gerade in den ersten Wochen im Elternbett schlafen zu lassen. Beistellbettchen, die direkt an die Bettseite der Mutter befestigt werden, sind ebenfalls eine gute Lösung. Viele Väter entscheiden sich dazu, für diesen Zeitraum auch einmal woanders zu schlafen, wenn ihr Schlaf durch das Neugeborene erheblich gestört wird, sie aber für den Beruf ausgeschlafen sein müssen (das kann im individuellen Fall natürlich auch berufstätige Mütter betreffen).

Bedenken Sie, dass Ihr Kind gerade im ersten Lebenshalbjahr besonders Ihre Nähe und Zuwendung braucht. Für das Baby ist dies eine bedeutsame Zeit. Für Sie als Eltern ist es „nur" ein halbes Jahr. Idealerweise geben Sie gerade in diesen ersten Monaten Ihrem Kind jede nur mögliche körperliche Nähe.

Darüber hinaus kann zu einem späteren Zeitpunkt immer wieder abgewogen werden, inwieweit vielleicht das elterliche Bedürfnis eine Veränderung sinnvoll und richtig macht. Dauerhaft haben auch Sie ein Recht auf Schlaf und Erholung, es ist also ab einem gewissen Alter auch in Ordnung, wenn Sie sich entscheiden, dass Ihr persönliches Bedürfnis hier nun eine höhere Gewichtung hat. Gehen Sie in diesem Fall behutsam vor, gewöhnen Sie Ihr Kind schrittweise an das Schlafen im eigenen Bett oder eigenen Zimmer und seien Sie gerade in der Umgewöhnungsphase dennoch präsent, wenn das Kind beispielsweise zum Einschlafen Ihre Nähe benötigt oder nachts weinend aufwacht.

Tragen und Körperkontakt

Zweifelhafter Erziehungsratschlag:

„Wenn du dein Baby den ganzen Tag herumträgst, verwöhnst du es nur."

Sie werden feststellen, dass Kinder, die gerne getragen werden wollen, weinen, wenn Sie sie ablegen. Bewerten Sie dies als ein Signal nach einem Bedürfnis, dass Ihnen Ihr Kind sendet. Akzeptieren Sie, dass das Getragenwerden zu den Grundbedürfnissen Ihres Kindes gehört, und Sie werden erkennen, dass dieser sehr liebevolle und natürliche Akt nichts mit Verwöhnen zu tun hat. Sie schenken Ihrem Kind damit Nähe und Geborgenheit und begleiten es auf natürliche Weise in seiner Entwicklung.

Getragen zu werden ist für jedes Baby – besonders für Neugeborene – elementar wichtig. Stellen Sie sich vor, dass Ihr Kind neun Monate im Mutterleib getragen wurde. Es kennt nichts anderes, außer diese innige Nähe und das sanfte Schaukeln des Körpers, wenn die Mutter sich bewegt. Es ist die Herztöne und den einzigartigen Duft der Mutter gewöhnt. All das ist plötzlich fort, das Kind ist mit der Geburt regelrecht entwurzelt, im wahrsten Sinne des Wortes entbunden.

Getragen zu werden ist das, was dem Erleben im Mutterleib am nächsten kommt. Dicht am Körper der Mutter hört es den vertrauten Herzschlag, atmet den vertrauten Duft. Wenn Sie das Kind tragen, empfindet es intensiv auch das Getragenwerden, das sanfte Schaukeln, die beruhigende Nähe. Geben Sie Ihrem Kind diese Nähe, wann immer Ihnen das möglich ist. Getragen zu werden gehört zu den absoluten Grundbedürfnissen. Wir kennen es aus dem Tierreich, aus den frühen Menschheitsgesellschaften und von den Urvölkern. Nur in den „zivilisierten" Gesellschaften haben sich irgendwann Methoden durchgesetzt, das Kind entfernt von der Mutter in einen Stubenwagen oder in ein Bettchen zu legen. Dabei machen die meisten Eltern die Erfahrung, dass neugeborene Babys dies gar nicht so wollen. Sie werden als Mutter oder Vater (wenn Sie bereits Eltern sind) sicher auch schon erlebt haben, dass das Baby friedlich schläft, solange es im Arm liegt, aber unruhig wird und zu weinen beginnt, sobald Sie es ablegen. Viele Eltern können dies nicht verstehen. Wie kann es sein, dass das Kinds scheinbar tief und fest schläft, aber sofort wach wird, sobald man es weglegt? Gerade das zeigt, wie elementar das Bedürfnis nach körperlicher Nähe und dem Getragenwerden ist. Es ist so grundlegend, dass das Kind selbst im Schlaf spürt, dass etwas „nicht stimmt". Auch das ist ein überlebenswichtiger Instinkt. Das Kind ahnt intuitiv, dass es nur in den Armen der Eltern wirklich sicher ist. Abgelegt ist das Baby hilflos und verletzlich. Es kann sich selbst nicht wehren, nicht in Sicherheit bringen. Um zu überleben, muss es dicht bei der Mutter bleiben. Dieser Urinstinkt lässt sich nicht einfach weg erziehen.

Darüber hinaus ist das Getragenwerden gut für Ihr Kind. Es ist häufig von der Sorge zu hören, ein Kind, das ständig getragen werde, lerne nicht, sich richtig zu bewegen. Manche fürchten, das Baby könne sich motorisch langsamer entwickeln. Doch das Gegenteil ist der Fall. Babys, die viel getragen werden, sind nachweislich körperlich fitter, lernen besser krabbeln und laufen. Sie besitzen durch das leichte typische Schaukeln, das beim Gehen erzeugt wird, einen besseren Gleichgewichtssinn. Beginnen sie selbst sich fortzubewegen, fällt es ihnen leichter, als wenn sie überwiegend nur flach gelegen hätten.

Das Kind den ganzen Tag im Arm zu tragen, kann natürlich anstrengend und unbequem werden, weil dadurch auch die Bewegungsfreiheit eingeschränkt wird. Aus diesem Grund sind Tragehilfen sehr wichtig. Es gibt dazu Tragetücher, die in ihrer Einfachheit daran erinnern, was wir bei allen Naturvölkern beobachten können. In einem großen Tragetuch wird das Kind geschickt an den Körper der Mutter gebunden. Verschiedene Tuchgrößen und Wickeltechniken erlauben verschiedene Tragehaltungen. Das Kind kann liegend an die Brust der Mutter gebunden werden, beispielsweise um gleichzeitig gestillt zu werden. Es kann in dieser Position an der Brust saugen, wann immer es das Bedürfnis dazu verspürt. Der Vorteil für die Mutter besteht darin, dass das Baby nicht extra angelegt werden muss und wirklich nur trinkt, wenn es selbst den Bedarf verspürt. Die Mutter hat die Hände frei, kann also kleine Dinge erledigen, wie beispielsweise etwas essen. Diese Wickeltechnik bietet sich auch an, wenn das Kind in der Öffentlichkeit bzw. unterwegs gestillt wird. Das Tuch schützt das Kind vor den Blicken, verschafft Mutter und Kind Privatsphäre, schützt vor unnötiger Ablenkung durch das äußere Umfeld und spendet darüber hinaus auch Wärme bei kühleren Temperaturen oder Schatten bei Sonne.

Das Baby kann alternativ auch Bauch an Bauch mit der Mutter gewickelt werden, also aufrecht mit dem Kopf nach oben, mit angezogenen Beinen, den Kopf auf Höhe des Brustbeins der Mutter. Diese Position mögen viele Babys, wenn sie müde sind und schlafen wollen.

Andere Wickeltechniken erlauben es auch, das Baby auf den Rücken zu binden oder mit dem Gesicht nach vorne zu tragen. Diese sind jedoch nur dann zu empfehlen, wenn das Baby älter ist und die Muskulatur so stabil, dass das Kind sich selbst halten kann.

Es ist sinnvoll, eine Trageberatung in Anspruch zu nehmen, um die verschiedenen Wickeltechniken zu erlernen und herauszufinden, welche für Sie und Ihr Baby die richtigen sind. Selbstverständlich ist das Tragen nicht nur eine Angelegenheit für Mütter. Auch vom Vater wird das Baby gerne getragen. Der intensive Körperkontakt stärkt die Vater-Kind-Bindung. Das Baby gewöhnt sich schnell auch an dessen Duft. Auch der väterliche Herzschlag wirkt im Übrigen beruhigend auf das Baby. Es muss sich nicht um den der Mutter handeln. Das Baby kann nicht zwischen den unterschiedlichen Herztönen unterscheiden.

Neben den Tragetüchern gibt es Tragehilfen, die sich schnell mit einem Gurtsystem befestigen lassen. Es gibt unterschiedliche Hersteller und Techniken. Auch hier ist eine Beratung sinnvoll, sollten Sie sich für solche Hilfen entscheiden. Hierbei ist es wichtig, ein Tragesystem zu nehmen, das bereits für Neugeborene geeignet ist. Neugeborene verfügen noch nicht über eine stabile Muskulatur und haben kein stabiles Skelett. Sie können sich selbst noch nicht halten. Eine falsche Tragehaltung könnte schädigend wirken. Manche Tragesysteme sind variabel, besitzen beispielsweise Einlagen für Neugeborene, die später herausgenommen werden können. Nutzen Sie die Möglichkeit, verschiedene Modelle auszuprobieren.

Der Vorteil eines Tragesystems ist, dass es keine komplizierte Technik gibt. Ein Wickeltuch muss exakt gebunden werden, um optimal zu sitzen. Gerade am

Anfang braucht es manchmal mehrere Anläufe und die Hilfe einer zweiten Person, die beim Wickeln hilft. Ein Tragesystem ist relativ leicht anzulegen. Das können Mütter und Väter auch allein bewerkstelligen. Man kann hier nicht viel falsch machen. Es ist somit unkomplizierter.

Dafür bietet Ihnen das Tuch durch die verschiedenen Wickeltechniken viel mehr Möglichkeiten. Eine Trageberatung, ein Kurs oder Workshop stellen die beste Möglichkeit dar, die für Sie individuell beste Lösung zu finden.

Die richtige Tragehaltung

Grundsätzlich entscheidet Ihr Baby darüber, in welcher Haltung es getragen werden möchte. Das ist von Baby zu Baby unterschiedlich. Sie merken sehr schnell an der Reaktion Ihres Kindes, welches seine persönliche Lieblingsstellung im Tragetuch oder in der Bauchtrage ist. Die Haltung hängt auch von der jeweiligen Situation ab: Hat das Baby das Bedürfnis zu schlafen, soll es beruhigt werden, will es einfach nur Hautkontakt, will es gestillt werden, braucht es gerade Trost, oder hat es Verdauungsbeschwerden? Für jede dieser Situationen gibt es eine Tragehaltung, die besonders angenehm ist.

Darüber hinaus gibt es jedoch einige Grundregeln. Ein neugeborenes Baby sollte zum Beispiel niemals mit dem Gesicht nach vorne getragen werden. Es gibt Bauchtragen, die diese Körperhaltung anbieten, damit das Kind während des Tragens nach vorne schauen und sich umsehen kann. Für sehr kleine Kinder ist dies jedoch eine schädliche Haltung. Zum einen geht das Baby damit automatisch in ein Hohlkreuz. Zum Zweiten hängen in dieser Position die Beinchen gerade nach unten, wodurch die

Oberschenkelknochen nicht optimal im Hüftgelenk sitzen. Das kann spätere Haltungsschäden hervorrufen. Tragen Sie Ihr Baby in den ersten Lebenswochen und -monaten immer mit dem Oberkörper zu Ihnen gerichtet. Die Beinchen sollten angewinkelt und gespreizt werden. Es handelt sich hierbei um die umgangssprachliche „Froschhaltung". So sitzen die Oberschenkelknochen gerade im Hüftgelenk.

Auf den Rücken oder mit dem Blick nach vorne gerichtet kann Ihr Kind im späteren Alter getragen werden, wenn die Knochen- und vor allen Dingen Hüftreife erreicht ist.

Wie oft und wie intensiv sollten Sie Ihr Baby tragen?

In der bedürfnisorientierten Erziehung gibt es auch hier nur eine einzige Faustregel: Tragen Sie Ihr Baby so oft und so lange, wie es selbst das möchte – und solange Ihnen das auch guttut. Es ist häufig zu beobachten, dass neugeborene Kinder recht häufig den Wunsch nach dem Tragen verspüren. Je älter, wissbegieriger und autonomer sie werden, umso mehr wächst der Wunsch danach, sich eigenständig fortzubewegen und die Welt auf eigene Faust zu erkunden. Viele Kinder wollen daher nicht mehr getragen werden, wenn sie anfangen zu krabbeln. Es braucht nicht viele Signale, um zu erkennen, wann das Kind getragen werden möchte. Babys strecken sehr früh die Arme nach der Mutter aus. Neugeborene signalisieren durch ihr Weinen, dass sie sich nach dem Körperkontakt zur Mutter sehnen. Sie werden unruhig und quengelig, beruhigen sich, sobald sie auf dem Arm sind. Als Eltern erkennen Sie bald sehr gut, welches Tragebedürfnis Ihr Kind hat. Es ist in den Anfangswochen normal, das Kind den ganzen Tag bei sich zu tragen. Der Zeitpunkt, an dem das Kind nach und nach weniger getragen werden möchte, hängt dann sehr von dem Kind und seiner individuellen Entwicklung ab.

Wenn Babys älter werden und nicht mehr getragen werden wollen oder eben in bestimmten Situationen nicht das Bedürfnis danach haben, signalisieren sie dies sehr deutlich. Sie stemmen sich beispielsweise vom Oberkörper der tragenden Person weg, drehen sich unruhig hin und her, versuchen, den Kopf zu drehen, um mehr vom Umfeld zu erkennen, oder strampeln sich aus dem Tuch heraus. Das kann immer der Fall sein, wenn das Baby bereits bemerkt hat, dass es selbst sich robbend oder krabbelnd fortbewegen kann oder wenn es gerne auf einer Decke liegt und nach Dingen greift. In den meisten Fällen wird das Baby Monat um Monat aktiver und autonomer. Gleichzeitig lässt dann der Wunsch nach dem Getragenwerden nach. Das Kind kann jedoch dann immer wieder den Wunsch danach verspüren, wenn es müde wird oder Trost braucht.

So anstrengend das Tragen für manche Mütter vielleicht klingt, es ist auch eine praktische Variante, das Kind bei sich zu haben. Mütter von Kindern, die ein sehr großes Bedürfnis danach haben, auf dem Arm zu sein, haben auf diese Weise die Hände frei und können den Alltag trotz Kind gut bewältigen. Sie sind mobiler, müssen nicht ständig Kinderwagen oder Trage mitschleppen.

Natürlich kann auch für liebevolle und körperbewusste Mütter das Tragen irgendwann zur Belastung werden, zum Beispiel, wenn das Kind älter wird, mehr und mehr wiegt und die Mutter unter Rückenschmerzen leidet. Hier ist wieder das Bedürfnis der Mutter ebenfalls ein wichtiger Faktor. Niemand muss sich quälen und Rückenbeschwerden im Kauf nehmen. Liebevoll angeleitet kann ein Kind mit etwa einem Jahr auch lernen, dass es nicht mehr immer getragen werden muss. Wichtig ist jedoch dabei, dem Kind dennoch viel körperliche Zuwendung zu schenken.

Wickeln

Zweifelhafter Erziehungsratschlag:

„Ein Baby sollte frühestmöglich ein Gefühl dafür entwickeln, wann es sich erleichtern muss, und damit auch frühzeitig an das Sauberwerden herangeführt werden."

Während das Wickeln anfänglich als selbstverständlich angesehen wird, wächst nach einigen Monaten bereits der Druck, das Kind frühestmöglich zum Sauberwerden zu erziehen. Während das Tragen von Windeln also zu Unrecht nicht thematisiert wird, entsteht im zweiten Fall zu schnell zu hoher Druck. Bedürfnisorientierte Erziehung lädt Sie dazu ein, das Thema aus einer neuen Perspektive – idealerweise der des Kindes – zu betrachten und liebevolle Wege einzuschlagen. So, wie es neben herkömmlichen Windeln natürliche Alternativen gibt, so kann auch das Weglassen der Windeln zu einem natürlichen Vorgang werden.

So wie das Kind das Bedürfnis nach Nahrung hat, hat es ein ebenso natürliches Bedürfnis danach, sich zu erleichtern. Oft wird das Wickeln in der Erziehung als eigenständiges Thema vernachlässigt. Ein Baby wird, ohne dass die Eltern darüber nachdenken, gewickelt, bis es irgendwann sauber wird. Den Eltern stellen sich lediglich die Fragen, ob sie bevorzugt Einwegwindeln oder wiederverwendbare

Stoffwindeln verwenden wollen und ab welchem Zeitpunkt das Kind auf welche Weise der Windel entwöhnt wird.

Welche Windeln wollen Sie nutzen?

Es gibt in der heutigen Zeit zwei grundlegende Unterschiede: Wählen Sie wiederverwendbare Stoffwindeln oder Einwegwindeln, die heute deutlich verbreiteter sind?

Im Attachment Parenting finden Sie konkret hierzu keine Antworten. Doch das Prinzip der bedürfnisorientierten Handlungsweise gibt Ihnen zumindest den Anhaltspunkt, sich hier allein darauf zu verlassen, was sich für Sie, Ihr Kind und Ihre Familie richtig und am besten anfühlt.

Einwegwindeln haben einen enormen Vorteil: Sie sind praktisch und mit der geringsten „Sauerei“ verbunden. Das Baby ist schnell gewickelt, die Hinterlassenschaften noch schneller beseitigt. Es ist eine recht saubere Angelegenheit.

Doch Einwegwindeln haben einige Nachteile. Der größte ist, dass sie nicht nachhaltig sind. Einwegwindeln können nicht ausschließlich aus Naturstoffen hergestellt werden, sogar Bio-Windelhöschen nicht. Im Durchschnitt dauert es 450 Jahre, bis eine herkömmliche Windel verwittert. Wenn man bedenkt, dass ein Baby am Tag mehrere Windeln „verbraucht“, wird einem bewusst, welchen enormen Abfall man mit diesen Windeln produziert. So kann einen allein der Umweltgedanke schon dazu bewegen, auf Stoffwindeln umzusteigen.

Zudem muss man bedenken, dass Sie mit diesen Einwegwindeln künstliche Stoffe an die Haut Ihres Babys lassen, was auch nicht jedermanns Sache ist.

Stoffwindeln sind meist aus sehr angenehmen, natürlichen Stoffen. Damit sind sie sanft zur Babyhaut und freundlich zur Natur. Sie haben natürlich den Nachteil, gewaschen werden zu müssen. In der Regel müssen die größeren „Geschäfte“ aus der Windel in die Toilette entsorgt und die Windel im Anschluss erst einmal mit der Hand ausgewaschen werden. Anfangs kostet das viele Eltern Überwindung. Es ist jedoch etwas, woran man sich gewöhnt und was mit der Zeit als etwas Natürliches wahrgenommen wird.

Welche Windel Sie verwenden möchten, bleibt letzten Endes Ihre alleinige Entscheidung. Wenn es um die Erziehung eines Kindes geht, sollten Sie als Eltern niemals Druck von außen verspüren, sondern so handeln, wie es sich für Sie selbst richtig anfühlt.

Im Attachment Parenting hat sich besonders die Vorstellung etabliert, ein Kind bedürfnisgerecht windelfrei großzuziehen.

Windelfrei – was bedeutet das?

Zweifelhafter Erziehungsratschlag:

„Ein Kind kann weder seinen Stuhl noch den Urin kontrollieren. Eine Windel zu tragen ist daher aus Gründen der Sauberkeit und der Hygiene unverzichtbar."

Es ist natürlich richtig, dass ein Kind sich unkontrolliert entleert. Doch wenn Sie von Geburt an eine stabile und innige Beziehung zu Ihrem Kind aufbauen, lernen Sie mehr und mehr, auch diese Signale zu deuten. Das kann Ihnen durchaus die Möglichkeit eröffnen, auf Windeln zu verzichten.

Windelfrei – das bedeutet, von Geburt an keine Windeln zu verwenden. Für viele Eltern ist das in unserer Gesellschaft ein regelrecht absurder Gedanke. Viel zu sehr haben wir uns an das Kind in Windeln gewöhnt. Und tatsächlich ist das windelfreie Kind für uns schwieriger zu handhaben, weil es nicht so gut zu unserem Lebensstil und unserem Alltag passt. Werfen Sie allerdings wieder einen Blick zu den Naturvölkern, werden Sie schnell sehen, dass hier Windeln längst nicht zum Alltag gehören und Mütter eine natürliche Variante anwenden.

Windelfreiheit bedeutet mehr als alles andere, sich gänzlich darauf verlassen zu können, dass das Kind seine Bedürfnisse kennt und diese auch deutlich signalisiert. Es trägt keine Windel, also ist es an Ihnen als Eltern, Ihr Kind sehr genau zu beobachten und auf erste Anzeichen hin, dass das Kind sich erleichtern muss, entsprechend zu reagieren und das Kind „abzuhalten“. Dabei wird das Kind mit nacktem Unterleib über ein Becken, eine Schüssel oder Ähnliches gehalten und kann sich erleichtern.

Zu erkennen, wann ein Kind urinieren muss, ist sehr viel schwerer als zu wissen, wann es Hunger hat. Es zeigt dies nicht so deutlich. Viele Kinder urinieren auch eher intuitiv und lassen sich dementsprechend das Bedürfnis nicht offensichtlich anmerken. Hier braucht es eine sehr intensive und intime Kommunikation zwischen Eltern und Kind.

Möchten Sie Ihr Kind windelfrei großziehen, ist ein erster Schritt, zu Hause im Warmen das Kind so oft es möglich ist, unbekleidet strampeln zu lassen. Erfahrungsgemäß verrichten Babys nackt ihr Geschäft lieber. Das erkennen Sie allein daran, dass Babys gerade dann urinieren, wenn sie gerade gewickelt werden und für einen kurzen Moment entblößt sind. Außerdem mögen es die meisten Babys nicht, eine nasse Windel oder ein nasses Höschen am Leib zu haben. Aus diesem Grund geht man im Attachment Parenting davon aus, dass Ihr Baby durchaus auf die windellose Erziehung ansprechen wird.

Beobachten Sie, welche körperlichen Anzeichen es speziell bei Ihrem Baby dafür gibt, dass es sich erleichtern muss. Gibt es regelmäßig zu beobachtende Reaktionen, Körperhaltungen oder Gesichtsausdrücke? Wenn Sie hier sehr sensibel auf Ihr Kind eingehen und Ihnen und ihm die Zeit geben, gelingt es Ihnen, ein untrügliches Gespür dafür zu entwickeln, wann es „muss“. Umgekehrt wird auch Ihr Baby Sie beobachten. Reagieren Sie auf sein Bedürfnis angemessen und prompt – etwa, indem Sie es halten – wird es sich bemühen, Ihnen entsprechende Signale zu senden. Zu lernen, Urin und Stuhl buchstäblich nicht in die Hose gehen zu lassen, ist ein Prozess, der sich auf beiden Seiten vollzieht.

Windelfreie Babys sind weniger wund

Hier liegt ein sehr deutlicher Vorteil der Windelfreiheit. Die meisten Babys, die in Windeln gewickelt werden, bekommen häufig wunde Stellen, die sich bis zur sogenannten Windeldermatitis entwickeln können. Trockene, teilweise sogar blutende Pos sind schmerzhaft und können zu Entzündungen führen. Dass es dazu kommt, ist nachvollziehbar. In der Windel werden Urin und oft auch Stuhl über eine längere Zeit direkt an der Haut getragen. Gerade die neuesten modernen Einwegwindeln absorbieren Feuchtigkeit derart gut, dass Eltern nicht sofort bemerken, wenn das Kind uriniert hat. So vergeht einige Zeit, bis es gewickelt wird. Zudem lassen Windeln weniger Sauerstoff an die Haut, was ebenfalls zu Trockenheit und Irritationen führen kann. Entscheiden Sie sich hingegen gegen die Windel, schont dies die empfindliche Babyhaut.

Windelfreiheit bedeutet auch ein intensives Auseinandersetzen mit dem Thema, viel Zeit und Geduld. Das kleine und große Geschäft dürfen für das Baby nicht mit Stress und Druck oder etwas Negativem verbunden sein. Das ist etwas, was in unserer Gesellschaft leider zu einer gängigen Einstellung geworden ist. Erwachsene titulieren die Ausscheidungen – wenn auch oft spaßeshalber – mit „Bäh“, lassen sich Ekel oder Stress beim Wickeln anmerken, reagieren gereizt, wenn Kleinkinder in die Hose machen usw. Das alles hat eine negative Färbung, die sich auch auf das Baby überträgt. Wenn Sie sich dazu entschließen, Ihr Baby windelfrei aufzuziehen, sollten Sie bereits im Vorfeld akzeptieren, dass dies bedeutet, dass Sie sehr viel wischen und waschen werden. Es wird nicht immer alles glattlaufen und es verlangt eine höhere Aufmerksamkeit und Toleranz von Ihnen.

Windelfrei kann natürlich nicht immer funktionieren und hängt sehr von der individuellen Lebenssituation ab. Auch sollte man bedenken, dass es in diesen Breitengraden viele Perioden mit niedrigen Außentemperaturen gibt. Es wird also nicht immer und überall möglich sein, Ihr Baby unterwegs zum Wasserlassen abzuhalten. Viele Familien entscheiden sich daher für eine Kombination aus Windelfreiheit und vereinzeltem Einsatz von Windeln – ganz wie es passt.

Sollte Sie das Thema interessieren, lohnt es sich auf jeden Fall, sich damit auseinanderzusetzen und einen Versuch zu wagen. Es gibt zudem ebenso Workshops, Schulungen und Beratungen, die Sie bei diesem Versuch unterstützen. Lassen Sie diese Variante nur soweit in Ihr Leben, wie es für alle Beteiligten umsetzbar und angenehm ist.

Exkurs: Lernen, aufs Töpfchen zu gehen

Die Überlegung, wie Kinder lernen, aufs Töpfchen zu gehen oder die Toilette zu nutzen, stellt einen Ausblick auf ein etwas späteres Lebensalter des Kindes dar und wird hier daher im Rahmen dieses Exkurses kurz angerissen. Die Prinzipien der bedürfnisorientierten Erziehung werden Ihnen aber auch in späteren Lebensaltern helfen, Ihr Kind zu einem Töpfchen zu trainieren.

Wächst Ihr Baby windelfrei auf, ist der Übergang zum Sauberwerden nahtlos. Mehr noch: Sie werden keine Mühen aufwenden müssen, Ihr Kind daran zu gewöhnen, aufs Töpfchen oder auf die Toilette zu gehen, wenn es muss. Es hat frühzeitig ein Bewusstsein dafür entwickelt, wann es auf Toilette muss. Da es windelfrei aufwächst, reagiert es selbst sehr sensibel auf Feuchtigkeit und mag den Zustand einer nassen Hose nicht. Es wird also von sich aus die Variante nutzen wollen, selbst aufs Töpfchen zu gehen, sobald es dies selbstständig kann.

Anders verhält es sich, wenn Kinder Windeln tragen. Sie müssen schrittweise an das Thema herangeführt werden. Dabei wird sicherlich anfangs noch einiges daneben gehen. Doch das ist völlig in Ordnung.

Wichtig ist, auch hier wiederum keinen Druck aufzubauen. Gerade frühere Generationen haben bei diesem Thema auf Strenge und Konsequenz plädiert. Das sogenannte „Töpfchentraining“ war etwas, das sowohl für das Kind als auch für die Eltern anstrengend und manchmal sogar sehr übergriffig war.

Es wurde nicht selten verbunden mit Auflagen, Drohungen und Strafen. Das alles sollten Sie Ihrem Kind auf keinen Fall antun. Und auch sich selbst tun Sie mit so viel Druck keinen Gefallen.

Bedürfnisorientiert handeln, bedeutet in diesem Fall, liebevoll und abwartend zu sein. Zwingen Sie Ihr Kind nicht aufs Töpfchen, wenn es nicht bereit dazu ist. Sie können darauf vertrauen, dass jedes Kind früher oder später von allein damit beginnt, aufs Töpfchen oder auf die Toilette zu gehen. Kinder sind gerade in diesem Punkt höchst unterschiedlich. Manche Kinder interessieren sich sehr frühzeitig dafür und gehen auch gerne hin und wieder aufs Töpfchen, halten dennoch sehr lange an der Windel fest. Andere entscheiden sich mit einem Mal, nun keine Windel mehr zu wollen und kommen sehr gut damit klar. Kinder werden meist zwischen zwei und vier Jahren von allein sauber oder geben zumindest die Signale dazu. Sie können sich in dem Alter schon ausdrücken und reden auch darüber, was sie selbst wollen. Vereinbaren Sie gerne mit Ihrem Kind, wie es zukünftig mit den Toilettengängen gehandhabt werden soll und akzeptieren Sie auch, wenn Ihr Kind noch nicht so weit ist.

Grundsätzlich hilft es, den Toilettengang und alles, was damit verbunden ist, als etwas vollkommen Normales anzusehen. Konfrontieren Sie Ihr Kind, das womöglich nichts anderes kennt, als sich in die Windel zu erleichtern, nicht plötzlich mit etwas Unerwartetem und Fremdem. Lassen Sie beispielsweise Ihr Kind von klein auf ins Bad, auch wenn Sie selbst auf der Toilette sind. Kinder lernen durch Nachahmung. Was sie bereits frühzeitig bei ihren Eltern sehen, nehmen sie als normal und nachahmenswert an.

Sorgen Sie dafür, dass die Toilette bzw. das Badezimmer ein Ort ist, an dem sich das Kind auch wohlfühlt. Dekorieren Sie Ihr Bad, sorgen Sie für einen angenehmen Duft. Vielleicht gestalten Sie kindgerechte Ecken mit dem Töpfchen des Kindes, an denen es beispielsweise sein eigenes Toilettenpapier hat und an dem Bücher zum Anschauen bereitliegen. Das weckt das Interesse, sich daran auszuprobieren. Gewährleisten Sie bei größeren Räumlichkeiten auch, dass Ihr Kind von überall aus kurze Wege hat. Dazu kann es sinnvoll sein, an verschiedenen Orten Töpfchen-Ecken einzurichten.

Sauber zu werden kann etwas sein, dem Ihr Kind mit Freude und Neugier begegnet. Es sollte nichts sein, das ihm gegen seinen Willen aufgezwungen wird. Vermeiden Sie es auch, Ihr Kind übermäßig zu loben, wenn es aufs Töpfchen gegangen ist. Denn auch wenn Lob etwas Gutes ist, so suggeriert es Ihrem Kind, dass es im Umkehrschluss etwas Schlechtes sei, wenn es in die Hose oder in die Windel macht. Signalisieren Sie Ihrem Kind, dass es selbst entscheiden kann, aus den verschiedenen Möglichkeiten zu wählen, und dass alles gut und richtig ist.

Nach dem Stillen: Bedürfnisgerecht essen

Zweifelhafter Erziehungsratschlag:

„Wenn man sein Kind an feste Nahrung gewöhnen möchte, sollte man auf die richtige babygerechte Nahrung achten."

Das Thema der richtigen Bei- und Breikost ist stark abhängig von der Zeit und der Gesellschaft, in der wir leben. Immer wieder wandelt sich die Vorstellung davon, welche Form der Ernährung für ein Kind nach dem Stillen am besten geeignet oder im Umkehrschluss gar schädlich ist. Dabei können Sie hier Ihrem Instinkt und auf die gut eingespielte Kommunikation mit Ihrem Kind vertrauen. Vielleicht wagen Sie es, Ihrem Kind auch vollends die Führung zu überlassen. Auch hier gilt: Es gibt keine pauschalen Regeln, sondern individuelle Modelle.

Früher oder später kommt der Zeitpunkt, an dem Muttermilch (oder alternativ Pre-Nahrung) dem Kind nicht mehr ausreicht. Im Laufe seiner Entwicklung braucht es irgendwann auch feste Nahrung. Zudem erlebt es das Essen irgendwann auch als etwas Sinnliches. Essen hat außerdem eine gesellschaftliche Komponente, wenn sich die ganze Familie am Tisch versammelt. Folglich wird Ihr Kind irgendwann mehr als Milch wollen.

Wann der richtige Zeitpunkt gekommen ist, zuzufüttern und irgendwann das Stillen gänzlich zu ersetzen, ist unterschiedlich. Babynahrung gibt es bereits für Babys im 4. Lebensmonat. Viele Eltern, die ihr Kind nach dem Attachment Parenting erziehen, wollen ihre Kinder oft so lange wie nur möglich ausschließlich stillen und hoffen darauf, dies im gesamten ersten Lebensjahr tun zu können.

Lassen Sie Ihr Kind den Zeitpunkt bestimmen. Es ist unwahrscheinlich, dass ein Baby nach fester Nahrung verlangt, ohne diese verdauen zu können. Intuitiv interessieren sich Babys erst für das Essen, wenn sie die notwendige körperliche Reife haben.

Achten Sie auf die Signale Ihres Kindes. Babys signalisieren Ihr Bedürfnis nach fester Nahrung beispielsweise, indem sie auf das Essen der Eltern schauen, es ihnen vielleicht sogar regelrecht „vom Mund weggucken“ oder gezielt auf den Teller zeigen. Manche Babys lehnen in solchen gemeinsamen Essenssituationen dann die Milch ab und verlangen ganz offensiv nach dem, was sie bei ihren Eltern sehen. Weitere typische Signale sind beispielsweise Kaubewegungen, während das Baby anderen beim Essen zusieht. Auch kann übermäßiger Hunger, ohne von Milch richtig satt zu werden, ein Anzeichen sein. Das alles sind aber nur Anzeichen, die nicht unbedingt eindeutig sind. Nur weil Ihnen Ihr Kind beispielsweise gierig auf den Löffel schaut, heißt dies nicht automatisch, dass es bereit dazu ist, zu essen.

Hier kommt es vor allen Dingen auf die körperliche Reife an.

Das Baby ist bereit, feste Nahrung zu sich zu nehmen, wenn es einen funktionierenden Verdauungsapparat besitzt. Daher dürfen Babys, die jünger als vier Monate alt sind, nicht frühzeitig Brei verabreicht bekommen. Auch die Mundmotorik muss ausgereift sein, damit das Baby Nahrung zu sich nehmen, kauen und herunterschlucken kann. Ein guter Indikator ist der Zungenstoßreflex. Diesen können Sie bei Babys beobachten, die noch nicht das Beikostalter erreicht haben. Wenn Sie ihnen einen Löffel vorsichtig über die Lippen schieben, stoßen sie reflexartig die Zunge nach vorne und schieben damit den Löffel aus dem Mund. Können Sie ein solches Verhalten beobachten, ist dies ein untrügliches Zeichen dafür, dass Ihr Baby noch nicht reif für Beikost ist.

Der richtige Zeitpunkt lässt sich schwer bestimmen. Manche Babys erreichen ihn mit einem halben Jahr, andere erst rund um den ersten Geburtstag. Alles ist richtig und gut, solange kein Druck auf das Kind ausgeübt wird.

Gehen Sie das Thema Beikost spielerisch an und lassen Sie Ihr Kind ausprobieren, was es möchte.

Wie sieht die richtige Beikost für Kinder aus?

Das Thema Beikost kann für Eltern sehr spannend sein. Wenn Sie merken, dass Ihr Baby nun mehr als nur Milch möchte und braucht, stellt sich die Frage, womit Sie beginnen sollten. Darüber gibt es viele Theorien. Die einen schwören auf selbst gekochte Babybreie, die anderen bevorzugen spezielle Babynahrung aus dem Gläschen. Viele schlagen einen Mono-Gemüse-Einstieg vor. Bei dieser Variante wird dem Kind zunächst nur eine Gemüsesorte angeboten und dann nach und nach durch weitere Gemüse- und Obstsorten ergänzt. Viele vertreten die Meinung, dies sei schonender für den Magen des Kindes und vermeide Überreaktionen und Unverträglichkeiten.

De facto können Babys mit etwa einem halben Jahr – die individuelle Reife vorausgesetzt – nahezu alles essen, sofern es sich gut kauen, schlucken und verdauen lässt und nicht allzu scharf gewürzt ist. Mit Pfeffer, Salz und vor allen Dingen scharfen Gewürzen sollte man vorsichtig sein. Kräuter hingegen vertragen Babys ganz gut.

Womit genau Sie Ihr Baby füttern, bleibt letzten Endes Ihnen und Ihrem Kind überlassen. Reagieren Sie auch hier auf das kindliche Bedürfnis und lassen Sie Ihr Kind ruhig Dinge probieren, die es probieren möchte. Sie werden erstaunt sein, welche Dinge selbst kleinere Kinder sehr gerne mögen. Ob der Fokus auf selbst gekochte Breie, Zerkleinertes vom Familientisch oder Gläschen-Nahrung liegt, können Sie individuell entscheiden bzw. auch einfach Ihr Kind entscheiden lassen, was es mag.

Übrigens sollte der Einstieg in die Beikost keine rabiate Umstellung sein. Die Beikost heißt nicht umsonst Beikost. Sie ersetzt das Stillen nicht, sondern ergänzt dieses nur. Wie oft und zu welchem Zeitpunkt das Stillen durch eine erste Beikostmahlzeit ersetzt wird, können Sie individuell entscheiden. Reagieren Sie dafür auf die Wünsche Ihres Kindes. Berücksichtigen Sie auch familiäre Abläufe. Wenn es beispielsweise eine Tageszeit gibt, zu der Sie als Eltern gerne gemeinsam essen, ist dies ein guter Moment, um das Baby mit der Beikost mit an den Familientisch zu holen.

Baby-led Weaning

Im Attachment Parenting wird ganz besonders die Methode „Baby-led Weaning“ präferiert. In den letzten Jahren, in denen die bedürfnisorientierte Erziehung wieder mehr und mehr in den Fokus der Eltern gerückt ist, ist damit auch dieses Ernährungsprinzip für Kinder zum regelrechten Trend geworden.

Der Begriff „Weaning“ stammt aus dem Englischen und kann mit „Entwöhnung“ übersetzt werden. Das Beiwort „led“ zeigt, dass hier eine gewisse Eigenständigkeit des Kindes zugelassen wird. Der Übergang vom Stillen zum Essen fester Nahrung wird durch das Kind gesteuert.

Doch was bedeutet Baby-led Weaning konkret?

Entgegen vieler gängiger Konzepte verzichtet das Prinzip des Baby-led Weaning auf das Füttern von Brei, sondern ermöglicht dem Kind das Essen von fester Nahrung vom Familientisch. Dabei entscheidet Ihr Baby ganz nach Bedarf, was es essen möchte. Es muss sich nicht an vorgegebene Mahlzeiten halten oder das Essen in einer bereits zubereiteten Variante akzeptieren.

In der Praxis sieht es folgendermaßen aus: Sie bieten Ihrem Kind eine bereits getroffene Auswahl an Lebensmitteln an oder lassen es im besten Fall vom Familientisch mitessen, wo die geeigneten Lebensmittel für alle zur Verfügung stehen. Natürlich kann das Kind nicht alles essen, was es will. Alles, was als Nahrungsmittel angeboten wird, wird kindgerecht zurechtgeschnitten, sodass Ihr Kind eigenständig danach greifen und ebenso eigenständig essen kann. Diese Form der Beikost setzt voraus, dass das Kind auch ein entsprechendes Angebot zur Auswahl hat. Dies stellt einen deutlichen Unterschied zur Breikost dar, die ein nur einseitiges Angebot ist. Wenn Sie Ihrem Baby beispielsweise nur Karottenbrei vorsetzen, hat es lediglich die Wahl zwischen „essen“ und „nicht essen“. Erstreckt sich vor ihm jedoch eine bunte Auswahl an Lebensmitteln, kann es aus diesem Angebot frei wählen. Es kann

Erfahrungen sammeln und verschiedene Dinge ausprobieren.

Der Vorteil dieser sehr bedürfnisorientierten Ernährung ist, dass Ihr Baby wirklich eine Auswahl hat. Es entdeckt Nahrung als etwas Sinnliches, etwas, das mit Genuss und Freude zu tun hat. Das ist eine positive Einstellung zu Nahrung und sorgt für ein gesünderes Körpergefühl. Das Baby kann den eigenen Bedarf auf diese Weise entdecken, denn bis zu diesem Zeitpunkt war Nahrung etwas völlig Fremdes. Es lernt, dass Essen nicht nur der Nährstoffaufnahme dient, sondern Körper und Seele guttut. Es lernt zu genießen. Im späteren Verlauf seines Lebens wird es entdecken, dass Genuss zur Lebensqualität beiträgt.

Baby-led Weaning stellt die Basis für ein gesundes Essverhalten dar. Dieses basiert bei allen Menschen auf einer positiven Einstellung zum Thema Essen und auf den richtigen Umgang mit dem persönlichen Sättigungsgefühl. Übergewicht und falsche Ernährung rühren oft von der Tatsache her, dass Menschen ihren Sättigungsgrad nicht einschätzen können und über den Punkt der Sättigung hinaus – also zu viel – essen. Wenn Sie Ihr Baby mit Brei füttern, gerät es in eine passive Haltung. Es setzt sich mit dem, was es zu sich nimmt, nicht auseinander und öffnet nur den Mund. Dabei bemerkt es selbst viel zu spät, dass es eigentlich schon satt ist. Sitzt es jedoch am Familientisch und darf selbstbestimmt essen, isst es bewusster und auf das Nahrungsmittel konzentrierter. Es nimmt rechtzeitig wahr, wenn die Sättigung einsetzt. Und damit wird es automatisch nur so viel essen, wie es wirklich braucht und möchte. Baby-led Weaning kann also einem falschen Essverhalten und Übergewicht frühzeitig vorbeugen.

Für die Entwicklung des Kindes ist diese Methode ebenso sehr vorteilhaft. Das Kind trainiert von Anfang an Beißen, Kauen und Schlucken. Gerade das macht vielen Eltern Angst, denn sie fürchten, ihr Kind könne sich an den Lebensmitteln verschlucken und daran ersticken. Doch in der Regel beißen Kinder mit ihren kleinen Mündern und den wenigen Zähnchen auch nur so viel ab, wie sie auch schlucken können. Durch das Training bekommen sie ein besseres Gefühl für Mengen, lernen besser zu kauen und trainieren auch den Würgereflex, der wichtig ist, um zu große Bissen rechtzeitig hochzuwürgen. Die Gefahr, sich zu verschlucken, ist tatsächlich beim Füttern von Brei höher, denn hierbei steuert das Kind die Menge und den Rhythmus nicht selbst, sondern muss eine fremdbestimmte Menge an Brei rechtzeitig herunterschlucken.

So paradox dies scheint, aber gerade das Baby-led Weaning trägt zur Senkung des Erstickungsrisikos bei. Die intensiven Kaubewegungen fördern außerdem die Verdauung. Zudem weckt der unbefangene Umgang mit den Lebensmitteln die kindliche Kreativität und Feinmotorik. Das Baby darf matschen, fühlen, kneten, greifen und was immer es sonst tun möchte, um die Lebensmittel mit allen Sinnen zu begreifen. Nicht nur der Geschmackssinn wird hier bedient, auch das Riechen, das Fühlen und nicht zuletzt auch das Sehen. Brei stellt hingegen eine sehr einseitige Erfahrung dar, was Konsistenz, Temperatur, Geschmack und Farbe anbelangt. Lassen Sie Ihr Kind aus einer Palette an Konsistenzen, Farben, Temperaturen, Formen und Geschmäckern wählen, fördern Sie seine sinnliche Wahrnehmung, wecken Sie seine Neugier und legen Sie den Grundstein zu einer experimentierfreudigen, wenig eingeschränkten Ernährungsweise.

Auch für Sie als Eltern bietet das Prinzip Baby-led Weaning einen großen Vorteil: Das Thema Mahlzeiten gestaltet sich deutlich entspannter. Das gemeinsame Einnehmen der Mahlzeiten kann zu regelmäßigen Zeiten erfolgen. Sie müssen das Baby nicht parallel, vorher oder nachher füttern, sind selbst nicht in Ihrer Nahrungsmittelaufnahme eingeschränkt. Das gemeinsame Essen wird damit zur ersten gemeinsamen Erfahrung, die den Familienzusammenhalt stärkt.

Der Nachteil dieser Variante: Sie als Eltern müssen sich damit abfinden, dass das Essen zunächst keine sehr saubere Angelegenheit wird. Eltern, die Ihr Baby nach dem Prinzip Baby-led Weaning ernähren, müssen danach erst einmal alles reinigen und das Baby waschen. Nicht jeder kann sich mit diesem Aufwand anfreunden.

Ein weiterer Nachteil, der nicht unwesentlich ist: Indem das Baby verschiedene Lebensmittel ausprobiert, wird es einiges verbrauchen, was es dann nicht isst. Sie werden also einige Lebensmittel wegwerfen. Das kann als Verschwendung bewertet werden und ist vielleicht auch nicht für jedes Elternpaar finanzierbar. Es ist daher von vorneherein gut zu überlegen, ob und wie intensiv diese Methode Anwendung finden soll.

Feste Zeiten oder Essen nach Bedarf?

Zweifelhafter Erziehungsratschlag:

„Für die Verdauung ist es wichtig, dass ein Baby lernt, zu festen Zeiten zu essen."

Stillen nach Bedarf ist etwas, das sich für viele leichter akzeptieren lässt als Essen nach Bedarf. Gerade ältere Generationen legen oft einen gesteigerten Wert auf regelmäßige Mahlzeiten. Ein Snack zwischendurch verdirbt ihrer Meinung nach den Appetit und ist unnötig. Doch dabei vergessen viele, dass kleine Kinder häufig einen anderen Bedarf haben als wir Erwachsene. Ein gesteigerter Energieverbrauch beim Spielen oder in Wachstumsphasen kann dazu führen, dass der Hunger schneller aufkommt, als Sie das in Ihrer Mahlzeiten-Planung vorgesehen haben. Eine zu strikte Einhaltung festgelegter Essenszeiten ist nicht bedürfnisorientiert.

Ob Schlafen, Stillen oder Getragenwerden – bisher galt im Attachment Parenting das Prinzip, dass es keine festen Zeiten gibt. Vielmehr sollen die Bedürfnisse des Kindes gestillt werden, wenn sie auftreten. Beim Thema Beikost und Essen tun sich viele Eltern dann etwas schwerer. Denn bedeutet dies im Umkehrschluss, dass Kinder immer und zu jeder Zeit essen dürfen, wenn sie es wollen? Heißt „bedürfnisgerecht" in diesem Fall, das Kind darf wählen, was es isst, ganz gleich wie gesund oder ungesund das gewählte Lebensmittel ist?

Hier ist es besonders schwer, eine Norm zu finden. Vertrauen Sie auf Ihr Bauchgefühl und das, was Sie für wichtig und richtig halten. Wenn Ihr Kind im Beikostalter ist, hat es bereits ein gutes Zeitgefühl entwickelt. In der Regel hat sich zu diesem Zeitpunkt ein gesunder Tag-Nacht-Rhythmus etabliert. Da fällt es leichter, feste Essenszeiten zu etablieren. Dies gilt umso mehr, als es vielen Familien wichtig ist, gemeinsame Mahlzeiten am Familientisch einzunehmen. Indem Sie das Familienessen als schönes Ritual begehen, vermitteln Sie Ihrem Kind, dass es sich auch lohnt, mit dem Essen auf die anderen Familienmitglieder und den richtigen Zeitpunkt zu warten. Ein Kleinkind weiß diese Rituale des Zusammentreffens zu schätzen. Wird ein etwas älteres Kleinkind, das bereits laufen kann, hungrig, kann man die Zeit bis zum gemeinsamen Essen gut überbrücken, indem man das Kind beispielsweise beim Decken des Tisches einbindet.

Je kleiner das Kind, umso schwieriger ist es, feste Zeiten einzuplanen. Sie sollten sich immer die Frage stellen, ob und wieso es wichtig ist, solche Zeiten zu etablieren. Nach wie vor sollten Sie darauf vertrauen, dass Ihr Kind isst, wenn es Hunger hat. Gerade wenn Sie von Geburt an bedürfnisorientiert gehandelt haben, kennt das Baby seine eigenen Bedürfnisse zu diesem Zeitpunkt recht gut selbst und neigt eher weniger dazu, ohne Grund zu essen.

Sie sollten auch im Beikostalter oder Kleinkindalter Ihr Kind nicht hungern lassen. Kleine Snacks zur Überbrückung sind immer auch eine gute Alternative und stellen einen guten Mittelweg dar. Bieten Sie regelmäßige Mahlzeiten an, aber ermöglichen Sie es Ihrem Kind auch, seinen Energiebedarf zwischendurch zu stillen. Lassen Sie Ihr Kind aus Dingen wählen, die gut für es sind. Als Snack kann klein geschnittenes Obst oder Gemüse bereitstehen. Es leuchtet ein, dass es wenig förderlich ist, dem Kind als Snack eine

Schale Gummibärchen hinzustellen. Seien Sie das beste Vorbild. Ihr Kind wird nur das essen wollen, was Sie auch essen. Es kann nur das verlangen, was auch im elterlichen Haushalt vorhanden ist. Kaufen Sie also bewusst und vorbildlich ein. Auf diese Weise steuern Sie eine gesunde Ernährung, ohne Druck auszuüben oder die Bedürfnisse Ihres Kindes zu untergraben.

Der kleine Snack zwischendurch

Kinder sind manchmal echte Energiebündel. Deshalb haben sie im Laufe des Tages oft einen erhöhten Energiebedarf. Zeigt das Kind Hungergefühle und verlangt nach etwas zu essen, sollten Sie dies zunächst als Bedürfnis anerkennen und diesem nachkommen. Je älter das Kind wird, umso mehr müssen Sie zwischen Bedürfnissen und Wünschen unterscheiden lernen. Ihr Kind hat vielleicht Hunger und ein Bedürfnis nach Nahrung und Energie. Nach Süßigkeiten hat es jedoch eher einen Wunsch. Das ist wichtig, denn hier liegt der Knackpunkt. Menschen meinen oft, Kinder, deren Bedürfnisse ständig gestillt werden, würden verwöhnt. Doch das Verwöhnen oder Verziehen, wie wir es verstehen, geschieht nicht durch das prompte Reagieren auf Bedürfnisse, sondern durch bedingungsloses Erfüllen von Wünschen. Doch Kinder wünschen häufig etwas, das nicht gut für sie ist. Sie als Erwachsene müssen lernen, Bedürfnisse und Wünsche auseinanderzuhalten.

Kleine Snacks über den Tag verteilt sind in Ordnung, solange diese auch dem körperlichen Bedürfnis eines Kindes entsprechen – also schlichtweg gut und gesund sind. Verzichten Sie auf Süßigkeiten, Kekse oder andere Snacks, die Zucker enthalten. Auch künstliche Inhaltsstoffe haben auf dem kindlichen Speiseplan nichts zu suchen.

Ihnen ist daran gelegen, Ihrem Kind wichtige Nährstoffe zukommen zu lassen. Zucker und Süßungsmittel sind nicht nur ungesund, sondern führen langfristig zu Übergewicht und Zahnproblemen. Augenmaß ist auch bei Obst geboten. Obst ist zweifelsohne gesund, da es reich an Vitaminen ist. Doch der darin enthaltene Fruchtzucker ist nicht zu unterschätzen. Es ist zwar weniger schädlich als raffinierter Industriezucker, sollte aber dennoch nicht übermäßig konsumiert werden. So gut gemeint es auch sein mag, Obst sollte nicht über den ganzen Tag hinweg angeboten werden. Das gilt genauso für die sehr beliebten „Quetschies", Tüten, in denen Obstbreie enthalten sind, die Kinder sich recht einfach in den Mund drücken können. Auch wenn keine weiteren Inhaltsstoffe als püriertes Obst enthalten sind, ist auch hierin ein hoher Anteil an Fruchtzucker zu finden.

Empfehlenswerte Snacks sind vor allen Dingen Gemüsesticks oder Backwaren, die ohne Zugabe von Zucker hergestellt wurden.

Wenn Sie Ihrem Kind derlei Snacks zur Verfügung stellen, sollten Sie immer darauf achten, dass der Wunsch danach von dem Kind kommt. Es lässt sich sehr oft beobachten, dass Eltern Kindern Snacks anbieten, noch ehe sie überhaupt danach gefragt haben. Das ist wie eine Gewohnheit, die nicht wirklich Notwendigkeit hat. Stehen Snacks den ganzen Tag über greifbar für kleine Kinder bereit, werden sie automatisch danach greifen, ohne sie wirklich zu brauchen. In solchen Fällen essen Kinder oft aus Langeweile oder unbewusst, weil es eben „da" ist. Die Gefahr besteht jedoch, dass das Kind auf diese Weise mehr isst, als es braucht, und damit mehr, als ihm guttut. Und es verlernt, die eigenen Bedürfnisse wahrzunehmen, weil diese bedient werden, bevor sie überhaupt auftreten. Es verliert nach und nach die Intuition sowie das natürliche

Hunger- und Sättigungsgefühl und kann schlimmstenfalls ein schädigendes Essverhalten annehmen.

Vermeiden Sie es auch unbedingt, Snacks anzubieten, um das Kind ruhigzustellen. Manche Eltern haben grundsätzlich für möglicherweise auftretende Stresssituationen Knabbereien einstecken, damit das Kind in schwierigen Momenten etwas zu tun hat und mit dem Snack abgelenkt werden kann. Das kann selbstverständlich funktionieren. In diesem konkreten Moment isst das Kind, und Sie haben Ihre Ruhe. Doch grundsätzlich senden Sie die falschen Signale. Essen wird zur Ersatzbefriedigung. In einer Situation, in der Ihr Kind unruhig ist, hat es Bedürfnisse, denen nicht entsprochen wird. Das kann vieles sein: Ihm ist langweilig, ihm ist zu warm, es möchte schlafen, es möchte spielen. Als Reaktion bieten Sie ihm dann einen Snack als Ersatzbefriedigung, obwohl Hunger nicht das Bedürfnis ist. Das Kind lernt unbewusst, dass Essen jedoch eine kurzzeitige Befriedigung darstellt, was ein falscher Ansatz ist. Viele Erwachsene kämpfen mit dem Problem, Essen als Ersatzbefriedigung zu sehen. Solch eine falsche Beziehung zum Essen kann schlimmstenfalls Essstörungen begünstigen. Bleiben Sie also auch in diesem Alter aufmerksam für die eigentlichen Bedürfnisse Ihres Kindes. Snacks und Essensangebote sind nur dann geboten, wenn das angemeldete Bedürfnis wirklich Hunger ist. Quengeleien aus Langeweile oder Unzufriedenheit haben eben nichts mit Hunger zu tun. Warum sollte die Antwort darauf etwas zu essen sein?

Ein Kind kann unruhig sein, wenn seine Bedürfnisse nicht gestillt werden. Ist es kein kleines Baby mehr, wird es auch nach und nach mal mit Situationen konfrontiert, in denen die Bedürfnisse nicht sofort erfüllt werden können. Begegnen Sie Ihrem Kind in solchen Momenten, in denen Hunger nicht das zugrundeliegende Bedürfnis darstellt und die akut nicht gelöst werden können, liebevoll und mit Respekt. Zeigen Sie ihm, dass Sie seine Bedürfnisse anerkennen und dass Sie schnellstmöglich darauf reagieren werden. Eine für Sie und das Kind anstrengende Situation kann aufgelöst werden, ohne dass Sie zu Snacks greifen müssen.

Die Gute-Nacht-Milch

Je älter das Kind, umso mehr werden Milchmahlzeiten im Laufe des Tages durch Beikost und feste Mahlzeiten ersetzt. Doch viele Kinder wünschen noch lange über diesen Zeitpunkt hinaus die abendliche Milch. Das kann das Stillen sein – selbst im Kleinkindalter – oder auch Milch in einem Fläschchen.

Das Stillen ist ein sehr persönlicher Akt, dem Sie Ihrem Kind bis „zum Schluss“ nicht verweigern sollten. Wie Sie bereits im Kapitel über das „Abstillen“ erfahren haben, sollte das Kind den richtigen Zeitpunkt hierfür selbst wählen. Das Saugen an der mütterlichen Brust ist Kindern gerade abends ein Bedürfnis, weil es auch Geborgenheit und Nähe ausdrückt und dem Kind hilft, zur Ruhe zu kommen.

Etwas anders verhält es sich mit einem abendlichen Fläschchen. Zunächst erfüllt dieses den gleichen Zweck. Während Kinder aber irgendwann abstillen und damit die mütterliche Brust verlassen, bleiben sie oft länger an der Gewohnheit des abendlichen Fläschchens hängen. Es ist wirklich eine Gewohnheit, die langfristig jedoch aufgrund des Nuckelns für die Kieferformung nicht förderlich ist. Gestatten Sie Ihrem Kind noch einige Zeit das Fläschchen, bieten Sie ihm dann aber am besten Alternativen an, zum Beispiel das Trinken aus einem Glas oder Becher.

Sobald Kinder Zähne haben, die abends geputzt werden, sollten auch Vereinbarungen gefunden werden, die beinhalten, dass ab diesem Zeitpunkt zum Schutz der Zähne nur noch Wasser getrunken wird. Reden Sie mit Ihrem Kind, wann immer Sie nicht mehr auf alles eingehen möchten oder können. Es ist oft ausreichend, das Kind ernst zu nehmen, ihm Entscheidungen zu erklären und gemeinsam Kompromisse zu finden.

Schnuller – Ein Tabuthema?

Zweifelhafter Erziehungsratschlag:

„Mit einem Schnuller kann jedes Kind ideal beruhigt werden“, … sagen die einen.

Andere verurteilen das Nutzen eines Schnullers vehement und halten ihn für schädlich und unnatürlich. Beide Aussagen sind radikal und nicht vollkommen richtig. Idealerweise kommen Sie und Ihr Kind ohne einen Schnuller aus. Doch es gibt durchaus auch Situationen, in denen der Schnuller erlaubt und richtig sein kann. Welche Rolle der Schnuller in Ihrer Familie spielt, müssen Sie individuell herausfinden. Wichtig ist, ihn nicht leichtfertig und unbewusst zu verwenden, sondern einen bedürfnisorientierten Umgang mit ihm zu praktizieren.

Das Thema Schnuller oder Nuckel ist ebenfalls heiß diskutiert und verursacht so manchen Eltern Bauchschmerzen. Im Attachment Parenting gibt es ein klares Nein zum Schnuller.

Das Nuckeln ist ein angeborener Reflex, der für das Baby zwei wesentliche Funktionen erfüllt: Das Saugen an der mütterlichen Brust signalisiert zum einen Hunger, regt den Milchfluss an und gewährleistet die Nahrungsaufnahme. Zum anderen ist der Saugreflex eine Methode, sich selbst zu beruhigen.

Der Schnuller wurde entwickelt, um Letzteres zu bedienen. Wenn das Baby weint, aber keinen Hunger hat, ist es für Eltern oft sehr hilfreich, es mit einem Schnuller zu beruhigen. Doch in der Natur des Kindes liegt es, diese Beruhigung nicht allein durch den motorischen Vorgang des Nuckelns zu erreichen, sondern auch und vor allen Dingen durch die Nähe zur Mutter, durch die innige Verbindung des Stillens, durch den Haut- und Körperkontakt. Mit einem Schnuller wird das Kind jedoch grob gesagt allein gelassen. Dies ist die Kritik der Vertreter des Attachment Parenting.

Ich will an dieser Stelle die Verwendung eines Schnullers nicht per se verteufeln, denn auch hier gibt es kein Schwarz und Weiß. Der Umgang mit dem Schnuller erfordert Sensibilität. Bleiben Sie aufmerksam für die Bedürfnisse Ihres Kindes. Es mag für gestresste Eltern sehr verführerisch sein, mit einem Schnuller das Kind schnell und unkompliziert zu beruhigen. Die Gefahr ist jedoch, dass diese Gewohnheit zu schnell, zu leichtfertig erfolgt, wo eigentlich Ihre körperliche Präsenz und Ihre liebevolle Zuwendung wichtiger wären.

Setzen Sie sich damit auseinander und entscheiden Sie für sich, wie Sie mit diesem Thema umgehen wollen. Wenn Sie manchmal zu einem Schnuller als letzte Instanz greifen, weil das Bedürfnis Ihres Kindes eben gerade nicht sofort erfüllt werden kann oder weil Sie selbst an Grenzen stoßen, so ist das in Ordnung. Manchmal ist es besser, man entscheidet sich für das weniger Perfekte, als dass man am eigenen Perfektionismus verzweifelt. Hin und wieder ist ein Schnuller eine Lösung, die noch keinem Kind geschadet hat.

Vor einer zu regelmäßigen, ständigen Nutzung des Nuckels ist jedoch zu warnen. Wie auch bei der Verwendung eines

Fläschchens zum Füttern kann es in den ersten Lebenswochen durch das Saugen an einem Schnuller zu einer Saugverwirrung kommen, die Ihnen und Ihrem Baby das Stillen erschweren. Deshalb sollte das Kind auch größtenteils Geborgenheit und Trost an der mütterlichen Brust finden und der Schnuller lediglich eine Ausnahme darstellen.

Ein anderes Problem, auf das Sie beim Einsatz eines Schnullers stoßen, ist das sogenannte Abnuckeln, sprich die Entwöhnung von dem Schnuller. Diese ist wichtig, denn je länger ein Kind nuckelt, umso größer ist die Gefahr von Kieferfehlbildungen, Zahnfehlstellungen und sogar Sprachfehlern. Vor dem dritten Geburtstag ist es also wichtig, das Kind zu entwöhnen.

Manche Kinder legen den Schnuller irgendwann von selbst weg oder nutzen ihn nach und nach immer weniger. Das wäre der Idealfall. Anders verhält es sich, wenn das Kind auch bis ins Kleinkindalter leidenschaftlich am Nuckeln festhält und keine Anzeichen macht, damit aufzuhören. Dann müssen Sie eine Entwöhnung in die Gänge leiten.

Das Entwöhnen ist kein leichter Vorgang, denn während Kinder normalerweise ihren Bedarf intuitiv spüren und selbst merken, wenn Sie eine gewisse Reife erreicht haben (beispielsweise, wenn es um das Sauberwerden oder die Beikost geht), ist das Nuckeln etwas, das nicht in ihrer Natur liegt, sondern ihnen von Ihnen anerzogen wurde. Was Sie Ihrem Kind angewöhnt haben, lässt sich nur über einen längeren Zeitraum schrittweise wieder entwöhnen.

Für Ihr Kind ist das Entwöhnen nicht leicht. Es fühlt sich wie ein Bedürfnis an, was längst zur Gewohnheit wurde. Vereinbaren Sie am besten mit Ihrem Kind schrittweise eine Reduzierung des Schnullers. Erklären Sie ihm deutlich, dass es Gründe dafür gibt. Bieten Sie ihm Nähe und Zuwendung als Ersatz, seien Sie dann jedoch hinsichtlich des Abnuckelns konsequent. Es ist akzeptabel, nur in kleinen Schritten das Nuckeln zu reduzieren, vermeiden Sie es aber dabei, wieder rückwärtszugehen und vermehrtes Nuckeln erneut zuzulassen.

Auch wenn es schwerfällt, Ihrem Kind hier nicht nachzugeben: Behalten Sie in Erinnerung, dass das Nuckeln kein natürliches Bedürfnis Ihres Kindes ist.

Die bedürfnisgerechte Betreuung

In den ersten Wochen wird Ihr Baby ununterbrochen bei Ihnen sein. Allein wegen des Stillens ist es nicht denkbar, dass das Baby für längere Zeit von der Mutter getrennt ist. Für die Bindung zwischen den Eltern und dem Kind ist es wichtig, dass gerade in der Anfangszeit nicht zu viele Menschen an der Betreuung des Kindes beteiligt sind.

Doch irgendwann kommt der Zeitpunkt, an dem die weitere Betreuung des Kindes zur Diskussion steht. Zunächst einmal geht es für Eltern darum, inwieweit sie zu Hause bleiben möchten. Nehmen beide Elternzeit? Teilen sie sich die Elternzeit? Bleibt nur ein Elternteil zu Hause? Wie lange soll/kann das Kind ausschließlich zu Hause betreut werden?

Wenn das Kind ab einem bestimmten Zeitpunkt von jemand anderen betreut wird, stellt sich die Frage, inwieweit dies mit der bedürfnisorientierten Erziehung in Einklang gebracht werden kann.

Ist Fremdbetreuung bedürfnisorientiert?

Viele Vertreter der Attachment-Parenting-Philosophie lehnen Fremdbetreuung vor dem 3. Geburtstag ab. Im Sinne der bedürfnisorientierten Erziehung konzentrieren wir uns auf das erste Lebensjahr, das idealerweise in einer engen Beziehung zwischen Eltern und Kind verbracht wird. Doch für viele Familien kommt bereits ab dem ersten Geburtstag oder sogar noch früher eine Fremdbetreuung infrage. Hier entstehen schnell Unsicherheiten. Im Attachment Parenting wird dies eher kritisch gesehen, da im ersten Lebensjahr die innige Bindung zwischen Eltern und Kind aufgebaut wird. Nach dem ersten Geburtstag folgt ein Lebensabschnitt, in dem die Bindung zwischen Eltern und Kind gefestigt und vertieft wird. Auch dann stehen die Bedürfnisse des Kindes im Mittelpunkt. Kann dies funktionieren, wenn die Eltern ab diesem Zeitpunkt die Betreuung in fremde Hände geben?

Zunächst einmal muss festgestellt werden, dass es vielen Familien nicht anders möglich ist. Finanzielle Gründe sprechen oft dafür, dass spätestens nach einem Jahr auch die Mutter wieder arbeiten geht. Auch möchten viele Frauen nicht die Karriere weiter hinten anstellen und haben das Bedürfnis, wieder einen Ausgleich zum Muttersein zu schaffen. Das Bedürfnis hat seine Berechtigung. Eine frustrierte Mutter wäre keine Mutter, die sich voll und ganz auf die Bedürfnisse ihres Kindes einstellen kann. Fehlt das Geld, leidet außerdem das Familienleben. Oft ist die Entscheidung wirklich existenzieller Natur. Selbst wenn es allein um die Liebe zur Berufstätigkeit geht, ist es zu akzeptieren, wenn Familien nach Wegen suchen, dies mit ihren Erziehungszielen in Einklang zu bringen. Umso dringlicher wird diese Fragestellung, wenn es sich um ein alleinerziehendes Elternteil handelt, das Kind und Berufstätigkeit zwangsläufig unter einen Hut bekommen muss. Auch wenn diese Überlegungen nachvollziehbar sind und ihre Berechtigung haben, sind es dennoch Gedanken, bei denen die Bedürfnisse der Eltern im Vordergrund stehen. Können die Bedürfnisse des Kindes ab diesem Zeitpunkt also nicht mehr berücksichtigt werden? Endet hier zwangsläufig bedürfnisorientierte Erziehung?

Fremdbetreuung und bedürfnisorientierte Erziehung schließen einander nicht unbedingt aus. Es ist im Gegenteil gar nicht schlecht für das Kind, wenn nach und nach auch andere Menschen sich an der Erziehung beteiligen.

Ein Sprichwort aus Nigeria besagt: „Um ein Kind aufzuziehen, braucht es ein ganzes Dorf.“ Die Vorstellung, dass eine Familie allein aus Vater, Mutter und Kind besteht und die Eltern allein für die Betreuung ihrer Kinder verantwortlich sind, ist eine Erfindung der modernen westlichen Gesellschaft. In der Evolution hat sie keinen Platz. In unserer Natur liegt es vielmehr, in einer Gemeinschaft zu leben und gemeinschaftlich die Kinder großzuziehen. Die Gemeinschaft bietet Schutz und Wohlstand. Aus unserem Bewusstsein ist diese Haltung des generationsübergreifenden Zusammenlebens längst verschwunden. In den Naturvölkern, wie sie beispielsweise in Nigeria heute noch zu finden sind, stellt sie eine Notwendigkeit dar.

Die Gemeinschaft bietet Schutz. Und sie bietet dem Kind die Möglichkeit, Erfahrungen zu sammeln, sich an verschiedenen Vorbildern zu orientieren und die Natur des Menschen in all seinen Facetten kennenzulernen. Ihr Kind kann von verschiedenen Menschen geprägt werden und lernt von Ihnen. Dies ist eine Vielseitigkeit, aus der es schöpfen kann.

Es ist daher wichtig, das Kind irgendwann auch einmal von Großeltern oder anderen Bezugspersonen betreuen zu lassen, wenn Ihr Kind alt genug ist, um seine Beziehungserfahrung auch auf andere Menschen auszuweiten.

Ist es notwendig, das Kind regelmäßig außer Haus betreuen zu lassen, weil beide Eltern berufstätig sind, gelingt der Übergang leichter, wenn es vorher schon gewohnt ist, verschiedene Bezugspersonen zu haben.

Für die Betreuung Ihres Kindes bieten sich verschiedene Möglichkeiten.

Die Betreuung durch Dritte

Wenn Sie die Betreuung durch Dritte gewährleisten, genießen Sie den Vorteil, dass Ihr Kind in einer ähnlich häuslichen Umgebung betreut wird, wie es sie auch von Ihnen zu Hause gewohnt ist.

Oft wird die Betreuung durch die eigenen Großeltern gewünscht. Der Vorteil besteht für viele Eltern darin, dass Sie Ihr Kind in einer liebenden familiären Umgebung gut aufgehoben wissen. Großeltern sind keine Fremde, sie gehören zum engsten Familienkreis. Dadurch haben Eltern das Gefühl, ihr Kind nicht „abzuschieben“.

In der Tat können die Großeltern eine sehr gute Wahl darstellen. Die Beziehung zwischen ihnen und ihren Enkelkindern ist meist besonders innig. Auch handelt es sich um eine wertvolle gemeinsame Zeit, weil den Kindern nun einmal nicht so viel Zeit mit den Großeltern verbleiben wird. Enkelkinder geben älteren Menschen häufig Aufschwung und Energie. Diese Beziehung und Betreuungsform tut beiden Seiten gut.

Allerdings kann die Variante auch in Einzelfällen problematisch sein. Zum einen gelingt es vielen älteren Menschen nicht, sich mit der bedürfnisorientierten Erziehung zu arrangieren. Sie stammen häufig aus einer Generation, die eher bestimmend und erzieherisch gegenüber Kindern auftrat. In solchen Fällen ist es wichtig, von Anfang an die Parameter festzulegen. Die Eltern allein bestimmen über den Erziehungsstil, und es ist wichtig, dass die Großeltern bereit sind, dies mitzutragen. Sehen Sie hier unüberwindbare Differenzen, sollten Sie gut überlegen, ob dies die richtige Betreuungsvariante für Sie ist. Denn in solchen Fällen sind Konflikte vorprogrammiert, die auf den Rücken der Kinder ausgetragen werden könnten.

Ein weiterer Punkt: So sehr Sie sich auch die Betreuung durch die Großeltern wünschen mögen, überprüfen Sie sorgfältig, ob diese körperlich und nervlich noch in der Verfassung sind, ein Kind Tag für Tag bedürfnisgerecht mit zu erziehen. Manchmal mangelt es zwar nicht an gutem Willen, doch die Betreuung eines kleinen Kindes, dessen Bedürfnisse im Mittelpunkt stehen, kann ältere Generationen überfordern.

Die Alternative wäre, das Kind durch eine Tagesmutter betreuen zu lassen. Diese bietet ein ähnlich familiäres Umfeld. Da sie maximal bis zu fünf Kinder gleichzeitig betreut, entsteht hier bestenfalls auch eine sehr enge Bindung. Tagesmütter sind qualifiziertes Fachpersonal, die jährliche Fortbildungsmaßnahmen besuchen und Ihr Kind in vielen Bereichen fördern können. Es gibt Tagesmütter, die sich auf bedürfnisgerechte Erziehung spezialisiert haben.

Treten Sie mit potenziellen Tagesmüttern in Kontakt und führen Sie Gespräche darüber, wie die Betreuung Ihres Kindes aussehen kann. Sie können auf Ihr Bauchgefühl vertrauen und spüren schnell, ob die Chemie stimmt oder nicht.

Die Betreuung in einer Kita

Fehlen Verwandte, die das Kind betreuen können, und steht auch keine Tagesmutter zur Verfügung, ist manchmal eine Kindertagesstätte – kurz Kita – der einzig gangbare Weg für berufstätige Eltern. Dort können auch Kleinkinder ab einem Jahr schon betreut werden. In größeren Städten gibt es sogar Einrichtungen, die noch jüngere Kinder betreuen, allerdings ist dies aus der Sicht des Attachment Parenting wenig empfehlenswert, das Kind in dieser so elementaren Phase seiner Entwicklung bereits in eine Einrichtung zu geben.

Auch im zweiten Lebensjahr kann es für Eltern eine sehr schwierige Entscheidung sein, Ihr Kind in einer Kita betreuen zu lassen. Viele haben Bilder völlig überfüllter Einrichtungen vor Augen, in denen die Bedürfnisse des einzelnen Kindes zwangsläufig untergehen müssen. Das muss allerdings nicht unbedingt der Fall sein.

Eine Umstellung ist natürlich zu erwarten. Bei den Großeltern wird das Kind allein betreut. Ist es bei einer Tagesmutter, wird es höchstwahrscheinlich in einer kleinen Gruppe mit anderen Kindern betreut werden. Der Besuch einer Kita stellt hierzu einen Kontrast dar, weil hier meist größere Gruppen gebildet werden. Die Nachteile liegen auf der Hand: In der Gruppe muss das Kind lernen, die eigenen Bedürfnisse auch einmal hintenan zu stellen. Es kann unter Umständen sein, dass dem Kind der direkte elterliche Kontakt fehlt, dass es sich unwohl fühlt und nicht die notwendige Fürsorge und körperliche Zuwendung erfährt.

Doch berücksichtigen Sie, dass Ihr Kind zu diesem Zeitpunkt bereits das erste Lebensjahr hinter sich gebracht und durch die innige Bindung zu Ihnen ein starkes seelisches Fundament aufgebaut hat. Es befindet sich nun in einer Lebensphase, in der es neugierig ist und die Welt entdecken will. Der Weg in die Kita kann hier ein erster Schritt sein. Ihr Kind bekommt in der Einrichtung völlig neue Impulse, die ihm helfen, sich weiterzuentwickeln und eine individuelle Persönlichkeit zu bilden. Äußere Einflüsse außer jenen, die aus dem eigenen Familienkreis stammen, erweitern den Horizont.

Auch für das Sozialverhalten kann der Besuch einer Kita sehr förderlich sein. Es ist für Ihr Kind eine bereichernde Erfahrung, mit gleichaltrigen Kindern zu interagieren und erste Gesellschaftsregeln zu erlernen. Es lernt nun, dass die eigenen Bedürfnisse nur erfüllt werden können, solange sie den Bedürfnissen ihrer Mitmenschen nicht entgegenwirken.

Wenn Sie Ihr Kind aufmerksam beobachten, werden Sie feststellen, dass es sich im Laufe des ersten Lebensjahres verändert hat. Es ist nun womöglich an einem Punkt angelangt, in dem es selbst mehr braucht als allein die elterliche Zuwendung. So kann es also sein, dass ein Kind nun das Bedürfnis nach der Gesellschaft Gleichaltriger hat, dass es sich in einer Gruppe nun plötzlich am wohlsten fühlt und dass es gerne in einer Einrichtung sein möchte, in der es sich austoben kann. Es kann also durchaus sein, dass gerade die Entscheidung für eine Kita in der individuellen Situation besonders bedürfnisorientiert ist.

Sie kennen Ihr Kind am besten. Jedes Kind ist anders. Es gibt Kinder, die mit einem Jahr noch ein starkes Bedürfnis nach einer direkten Bezugsperson haben und die zudem die Ruhe allein oder in einer nur sehr kleinen Gruppe brauchen. Andere wiederum zeigen zunehmend Freude am Umgang mit anderen Kindern und blühen in einer größeren Kinderschar regelrecht auf. Beobachten Sie Ihr Kind und entscheiden Sie intuitiv, was das Beste ist. Es lohnt sich, verschiedene Möglichkeiten auch mal mit einem Probetag oder Ähnlichem auszuprobieren, um zu sehen, wie Ihr Kind reagiert. Wenn Sie Ihr Kind in der neuen Umgebung beobachten, werden Sie schnell feststellen, ob es sich wohlfühlt oder nicht.

Haben Sie bei dem Besuch einer Kita kein gutes Bauchgefühl, heißt das nicht, dass eine Kita generell die falsche Entscheidung ist. Kitas gibt es in verschiedenen Größen und mit völlig unterschiedlichen Erziehungsansätzen. Daher lohnt es sich immer, verschiedene Einrichtungen zu besuchen und sich vor Ort ein Bild davon zu machen, wie der Alltag Ihres Kindes konkret aussehen würde.

Einige Einrichtungen haben sich zudem auf die bedürfnisorientierte Erziehung spezialisiert. Es ist spannend zu sehen, wie dies in einer größeren Gruppe von Kindern umgesetzt werden kann. Entscheiden Sie sich für eine Kita, in der bedürfnisorientierte Erziehung praktiziert wird, können Sie sicher sein, dass selbst in einer größeren Gruppe die Bedürfnisse Ihres Kindes durch das geschulte Personal Beachtung finden.

Bedürfnisorientierte Erziehung – Ihr individueller Weg

Bedürfnisorientierte Erziehung ist ein liebevoller und aufmerksamer Weg. Wenn Sie die Ideologie, die dahintersteht, verinnerlicht haben, werden Sie verstanden haben, dass es nicht darum geht, sich streng an Vorgaben zu halten. Es kann kein Richtig und kein Falsch geben, weil Sie und Ihr Kind Individuen sind.

Lassen Sie sich von Kritikern nicht abschrecken, wenn diese Sie davor warnen, bedürfnisorientierte Erziehung würde dazu führen, dass Ihr Kind verwöhnt werde, dass es in der oft harten Realität nicht bestehen könne oder dass es von Ihnen abhängig gemacht werde.

Das Gegenteil ist der Fall.

Während im traditionellen Erziehungsmodell die Auffassung vertreten wurde, dass das kindliche Verhalten angepasst werden müsse und dass es das wichtigste Merkmal einer Erziehung sei, das Kind angepasst zu machen, wissen wir heute, dass die individuelle Persönlichkeit das wichtigste Gut ist und dass ein Mensch, der seine Bedürfnisse ausleben und bedienen kann, ein grundlegend ausgeglichener und glücklicher Mensch wird.

Indem Sie für Ihr Kind da sind – nichts anderes bedeutet es, seine Bedürfnisse zu stillen –, schenken Sie ihm Urvertrauen und die Erkenntnis, dass es wertvoll und liebenswert ist. Ein solcher Mensch ist fest im Boden verwurzelt und hat daher den Mut, vertraute Wege zu verlassen und sich stetig weiterzuentwickeln.

Vertrauen Sie Ihrem Kind und vertrauen Sie Ihrem eigenen Bauchgefühl. Mehr brauchen Sie nicht zu tun.

Impressum

Herausgegeben durch:

HBDL Verlag
Knüppelsdorfer Weg 17d
31275 Lehrte

hbdigitallabs@gmail.com

Urheberrecht

Haftungsausschluss

Der Herausgeber übernimmt keine Haftung für gesundheitliche, psychologische oder physische Folgen, die aus der Nutzung oder Nichtnutzung der bereitgestellten Informationen entstehen. Jedes Kind ist individuell und seine Bedürfnisse und der Umgang mit ihnen sind grundverschieden und können nicht mit pauschalen Ratschlägen behandelt werden. Die Verantwortung für die Erziehung Ihres Kindes liegt bei Ihnen als Eltern. Ferner wird für die Aktualität, Korrektheit, Qualität oder Vollständigkeit der bereitgestellten Informationen trotz sorgfältiger Zusammenstellung keine Gewähr übernommen.

Hat Ihnen das Buch

GEFALLEN?

Helfen Sie mir und anderen Lesern und geben Sie eine Produktbewertung ab.

Vielen Dank!

★ ★ ★ ★ ★

Printed in Poland
by Amazon Fulfillment
Poland Sp. z o.o., Wrocław

90291738R00098